日本海総合病院の挑戦

〜公立病院改革のさきがけ〜

『財界』編集部

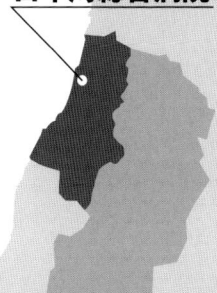

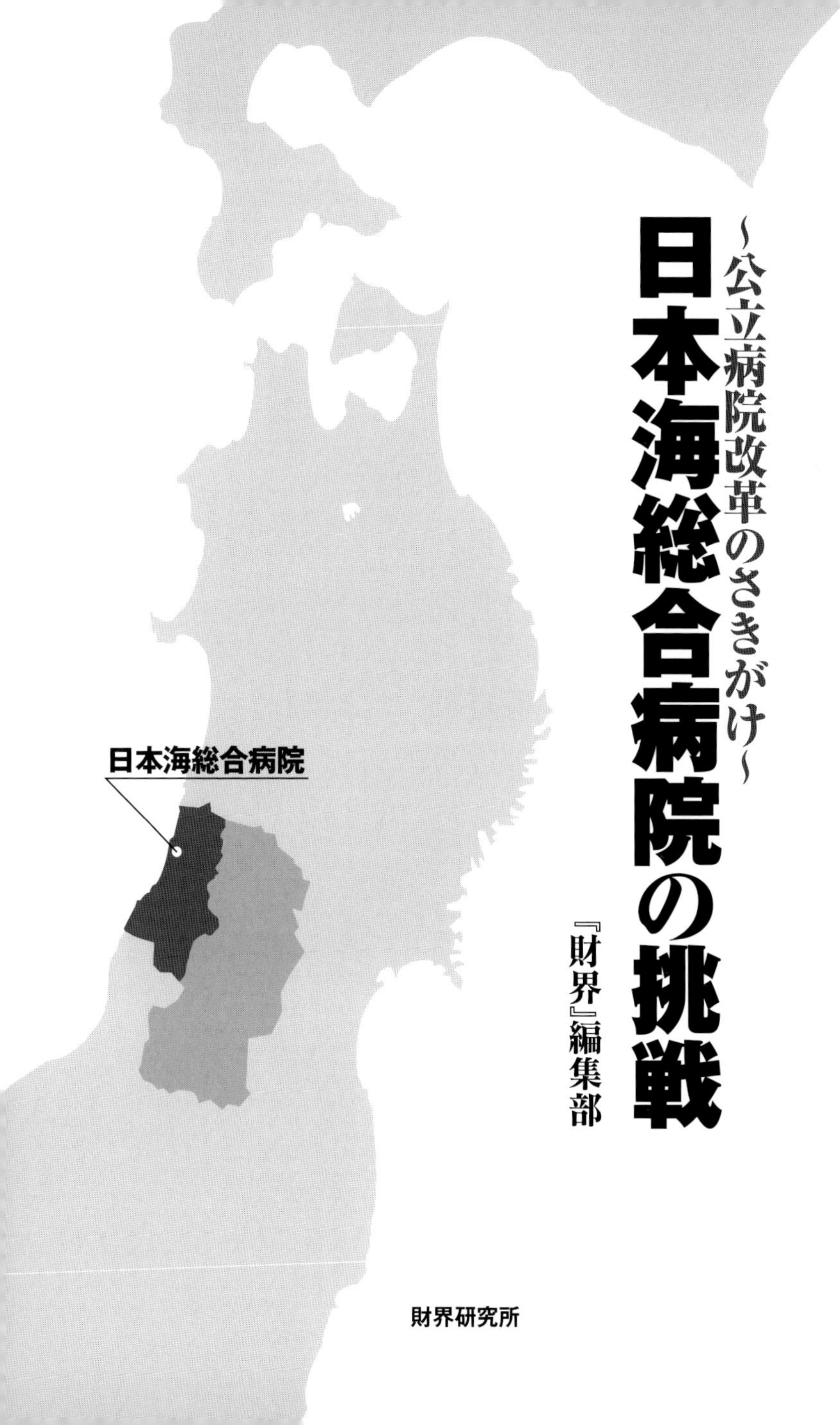

財界研究所

もくじ

第3章　県立病院と市立病院の統合

序章

日本海総合病院は
なぜ注目されるのか？

全国から「病院もうで」が続く

「全国の自治体病院関係者が日本海総合病院もうでをしているそうですね。それぐらい、この病院の経営改革が全国から注目されているということなんでしょう」と話すのは、都内のある病院関係者である。

山形県酒田市に所在する、病床数646床（2014年度現在）、25診療科を有する日本海総合病院（酒田市あきほ町30番地）。

いまこの病院が、全国の自治体関係者、公立病院関係者から注目されている。

その理由は、多くの自治体病院が医師・看護師不足、設備の老朽化、民間病院との競争激化等の理由によって厳しい病院経営を強いられている中にあって、日本海総合病院はその改革によって注目すべき業績をあげ続けているからだ。

日本海総合病院は、正式には「地方独立行政法人 山形県・酒田市病院機構 日本海総合病院」と言う。

もともとこの病院は、平成20年（2008年）4月に、旧山形県立日本海病院と、旧酒田市立病院が統合、経営形態を自治体病院から新たに、地方独立行政法人が運営する病院として発足したものだ。

旧県立病院と旧市立病院はそれぞれ、急性期医療や高度医療を担う「日本海総合病院」と、回復期医療の提供や在宅復帰への支援などを行う「酒田医療センター」へと衣替えした。

病床数は、統合前の2病院の単純合算では928床であったものを、平成26年度現在646床という規模にまでスリム化し、一方で、医師や看護師は減らさないで、むしろ人数を増やし、質的にも充実させた。

さらに、医療機械や設備も最新鋭のものを揃え、地域住民へのよりよい医療サービスの提供に努めている。

経営主体が地方独立行政法人（非公務員型）で、もともとの病院が県立病院と市立病院でその2つが再編統合された病院、というのは全国でも初めてのケースだ。

2病院を再編統合して病院の規模をただ大きくしただけであれば、地域の民間病院や診療所などとの患者の奪い合い、さらには地方で深刻な医師・看護師・その他の医療従事者の奪い合いとなり、地域医療に混乱をもたらすだけになる。

ところが日本海総合病院が発足してから、この病院が存立する山形県庄内地域の医療は、混乱どころかより充実したものとなっている。

もとよりその経営が軌道に乗っていることが、それを可能にしているのだ。

実は、日本海総合病院の経営が軌道に乗っているのは、地域医療機関との連携を積極的に図っていることも大きい。

いわゆる「病診連携」の取り組みが絵に描いた餅ではなく、現実に実行され、効果を上げているのだ。

そういうこともあって、この病院の院長で、法人の理事長も務めている栗谷義樹氏は、酒田地区の医師会（酒田地区医師会十全堂）の会長も務めている。

地域の開業医などの団体である医師会のトップに、大規模な総合病院の院長が就くというのは極めて希な例だ。

そのこと一つをとっても、日本海総合病院の改革の先進性が現れている。

その改革と先進性

地域医療崩壊の危機から一転、県立病院と市立病院の統合再編、そして地方独立行政法人化――。

日本海総合病院はいわば、これまで誰も試みたことがないようなウルトラC的な改革手段に打って出ている。

もちろん、こうした改革手法だけで病院経営がうまくいく、というものではない。その改革をどう軌道に乗せていくかが問われる。

だがそうは言っても、それまで全国でもまだ誰も試みたことがなかった「県立病院と市立病院を統合」し「地方独立行政法人による病院経営」に乗り出す、というのは大きな冒険だっただろう。

そのことに打って出たこと自体がまず、この病院改革の先進性を十二分に示している。

とにかく困難な状況にただ流されているのではなく、課題の解決に向かって大きなチャレンジをしていくその姿勢が大事である。

「地方独立行政法人 山形県・酒田市病院機構」が設立された際、自治体病院等を司る当時の政府中央のトップである増田寛也・総務大臣（当時。現日本創成会議座長、元岩手県知事）は「これは総務省が推進する公立病院改革の先進的な取り組み……地域医療の崩壊に歯止めをかけたばかりではなく、公立病院の今後のあり方に大きな示唆を与えるものになるでしょう」と最大限の賛辞を贈っている。

日本はここ数年、少子高齢化の進展、地方都市の過疎化などによって厳しい財政状況下にある地方自治体が増えている。こうした環境下で、多くの自治体病院は設備の老朽化、医師・看護師不足、民間病院との激しい競争等などで、全国的にも厳しい状況が続いている。

この状況を踏まえ、政府は平成19年（2007年）5月に開催された「経済財政諮問会議」で当時の菅義偉・総務大臣が公立病院改革に取り組む意向を示し、同年6月19日に閣議決定された「経済財政改革の基本方針2007」の中に社会保障制度改革の一環として公立病院改革に取り組むことが明記された。

これを受けて総務省では「公立病院改革ガイドライン」を策定するための「公立病院改革懇談会」を同年7月に設置。

同懇談会は同じ年の11月にはさっそく「公立病院改革ガイドライン案」をまとめ、翌月12月24日は総務省から全国の地方公共団体にこのガイドラインが通知された。

ガイドラインでは、地方自治体に対して、各自治体が運営する自治体病院の①経営の効率化②再編・ネットワーク化③経営形態の見直し――の3つの観点から、平成20年度内に「公立病院改革プラン」を策定するように求めた。

こうした流れもあって、日本海総合病院は、地方独立行政法人化と、県立病院と市立病院との統合再編の道を全国に先駆けて歩んだのである。

後戻りできない改革

一般社団法人　全国公私病院連盟がまとめた「平成25年　病院運営実態分析調査の概要」によると、平成25年（2013年）6月1カ月分の総損益差額から見た黒字・赤字病院の数の割合（他会計負担金・補助金等は総収益から控除）は、調査対象（616病院）のうち、赤字病院の割合が70.1％（432病院）に達していることがわかった。

この率は平成22年（2010年）以降、増加傾向にあり、また70％を越えるのはここ数年での過去最高であった平成20年（2008年）（76.2％）以来のこととなる。

これを開設者別に見ると自治体病院の惨状が良くわかる。自治体病院320病院のうち赤字病院の率は91・2％（292病院）に達していることがわかったのだ。

ちなみにそのほかの病院では、その他公的病院（187病院）の赤字率52・9％（99病院）、私的病院（109病院）の赤字率37・6％（41病院）で、自治体病院はこれらを遙かに凌ぐ赤字率であることがわかる。実に自治体病院が全病院の中でも赤字病院の代名詞になっている状況だ。

日本の人口は平成18年（2006年）をピークに減少に転じている。

2040年には人口が半減する地方自治体の数が現在の自治体の約半分に当たる896に達するという衝撃的な報告（通称「増田レポート」）も出され、将来に向けて地方自治体の運営はますます厳しさが増していくことが予想される。

こうした中で、ほとんどの自治体で大きな課題の一つになっているのが財政問題であり、その中心をなすのが自治体病院の経営の問題である。これを解決していくことが喫緊の課題になっている。

しかも日本は先進諸外国に比べて人口1000人当たりの病床数が抜きん出て多い

こともわかっている。

少子高齢化によって日本の社会保障制度は、将来に亘って現状のままでそれを維持をしていくことは極めて難しい状況になっている。過剰な病床数を適正なレベルにまで削減し、医療費を削減していくことは、日本の保健医療体制のみならず、今の日本の社会保障制度システムを将来に亘って持続可能としていくためにも必要欠くべからざることだ。

自治体病院の経営改革は正に待ったなし、後戻りができない状況にある。

第1章

自治体病院と山形県庄内地区の医療の現状

平成17年、平成の大合併

平成17年（2005年）はいわゆる「平成の大合併」によって市町村合併が全国的に盛んになった年だ。

この年から、「市町村の合併の特例に関する法律（合併特例法）」に基づいて、国・都道府県の積極的な関与によって市町村合併がより積極的に推進されるようになったからだ。

将来の人口減少・少子高齢化等の社会的、経済的な状勢の変化をにらんで、さらには地方分権の担い手である基礎自治体である市町村の行財政基盤の確立を目的として、国を挙げた手厚い財政措置によって平成11年（1999年）から推進されてきた市町村合併だが、平成22年（2010年）には国や都道府県の積極的な関与は廃止し、この平成の大合併には一応の区切りがつけられた。

総務省が平成22年3月に公表した「『平成の大合併』について」によれば、約10年の間に、全国の市町村の数は、それまでの3232市町村から、1727市町村へと減少。減少率は46.6%となり、市町村合併が大きく進んだことがわかる。

では山形県内での市町村合併の状況はどうか。

山形県内ではこの間に、44市町村から35市町村に減少。減少率は20・5％であり、この減少率は全国42位。山形県内ではこの間には市町村合併がさほど進まなかったように見えるが、これには理由がある。

市町村合併の歴史を見ると、過去に3度の大きな合併が行われている。明治の大合併（明治21年〜明治22年）、昭和の大合併（昭和28年〜昭和31年）、そして今回の平成の大合併である。

実は、山形県は、昭和の大合併のときに、それまで222市町村あったものが56市町村へと大幅に減少している。減少率は74・8％と、全国1位の減少率だったのだ。

山形県で平成の大合併のときの市町村の減少率がさほど大きくならなかったのは、このときの反動だったことが考えられる。

ちなみに、昭和の大合併では全国9895市町村が3975市町村へと減少し、減少率は59・8％だった。

平成の大合併のときに山形県内に新たに誕生した市町村は3つある。

平成17年（2005年）7月1日に立川町、余目町の合併によってできた「庄内町」、平成17年10月1日鶴岡市、藤島町、羽黒町、櫛引町、朝日村、温海町の合併によってできた「鶴岡市」、平成17年11月1日に酒田市、八幡町、松山町、平田町の合併によってできた「酒田市」である。

この3つの自治体はいずれも県北西部に位置している。

旧県立病院と旧市立病院が統合再編して地方独立行政法人の日本海総合病院が誕生した背景には、平成の大合併によって県北西部での市町村合併が進んだことが大きな要因として存在している。

山形県の医療の状況、4つの二次医療圏と医療計画

山形県は面積で9323キロ平方メートルで全国10位の大きさ。人口は126万8789人で全国35位（平成22年国勢調査速報値）。県内は4つの「二次保健医療圏（医療圏）」に分かれている。

県中央部に位置する「村山」医療圏、北東部に位置する「最上」医療圏、南部に位

置する「置賜」医療圏、そして北西部に位置する「庄内」医療圏である。

二次保健医療圏とは行政が医療機関の適正な配置や医療資源の効率的な運用が行われるように、また地域内での「病院」と「診療所」（入院機能があるクリニックや医院でも病床数が19床以下のところは診療所に分類される）の機能分担や連携を図ることを目的に策定する「保健医療計画（医療計画）」を作る上で、基本となる都道府県内の地域区分の単位のことを言う。

医療計画の制度は昭和60年（1985年）の医療法改正によってできたもので、それ以前にはなかった制度だ。

医療法第30条の4に基づいて都道府県が策定する医療計画は、全国各地で進められる地域の保健医療行政を推進する上での根幹をなすものと言ってもいい。

この医療計画の遂行では、各都道府県の首長に強い権限が与えられている。

たとえば、仮に病床数が過剰な地域で、病院や診療所が新設されたり、病床が増床されたりする場合でも、都道府県知事は勧告でその病院や診療所の保険医療機関としての指定を取り消すことができる、というもの。

すなわち実際には都道府県の指導によって、病院や診療所は実質的に新たな開設はできなくなる、というたいへん強制力を持った制度だ。

この制度を導入した背景には、当時から問題になり始めていた国民医療費高騰を抑制するために、地域内での病院の乱立を避ける狙いがあった。

ところが当時、この法施行によって、新たに病院や診療所を作ることが今後は容易にできなくなるのではないかとの懸念が広まり、逆に法施行前に自分たちの病院の病床を余分に増やしておこうという傾向が全国規模で出てくることになった。病院の新設・増床ラッシュに拍車がかかってしまったのだ。

いわゆる「駆け込み申請」問題と言われていた問題で、法施行の狙いと全く逆行する現象が起きたことで当時は、この問題が全国各地で大きくクローズアップされる時期があった。

都道府県単位で域内の適正な病床数を算出したものが「基準病床数」と言われるもの。これに従って各地の二次医療圏ではその地域の医療計画ごとに適正な病床数である基準病床が設定されることになり、結果的に医療機関の数も制限されてくることになる。

ただ現在では、以前とは違って、都道府県が病床数だけで医療機関の数をがんじがらめに制限することは、どの地域でもなくなってきていると言われる。

しかしそうは言っても、基準病床数は厳密な算定方法によって算出されている適正な病床数であることに変わりはない。

平成22年（2010年）末の山形県内の医療機関数は68病院、922診療所、482歯科診療所だった。

山形県内の4医療圏の人口は、それぞれ、村山医療圏＝56万3300人、最上医療圏＝8万4329人、置賜医療圏＝22万6989人、庄内医療圏＝29万4171人という状況。

平成25年（2013年）3月に山形県より公表された「第6次山形県保健医療計画」による基準病床数は、村山医療圏＝5509床、最上医療圏＝466床、置賜医療圏＝1656床、庄内医療圏＝2519床、というものであった。

人口30万の庄内医療圏

山形県の人口10万人当たりの医師数は、平成20年（2008年）末には

２１０・４人で、全国平均の２２４・５人を下回っており、全国３１位の状況。

山形県は面積が広いため１００平方《キロメートル》当たりの医師数は２６・８人と、全国平均の７６・９人を大きく下回っており、全国４３位という状況である。

県内の医療圏ごとに見た人口１０万人当たりの医師数は、県の中心地にある村山でこそ２６０・９人と全国平均値を上回っているが、最上（１３７・１人）、置賜（１６６・０人）、庄内（１６９・１人）は全国平均を下回っており、医師不足の状況にあることがわかる。

山形県は既存病院数に占める自治体病院の病床数の割合が多いことも特徴の一つに挙げられる。

平成１９年（２００７年）には、その割合は全国でも1位となる４８・２％であった。

従って、山形県では、各医療圏ごとで地域医療の中核的役割を担っているのが、自治体病院を中心とした公的医療機関ということができるのである。

この中で、庄内医療圏は山形県の北西部に位置し、面積は２４０５平方《キロメートル》。

平成１７年（２００５年）の国勢調査で見ると、庄内医療圏の人口は３０万９４９３人を数えたが、平成２２年（２０１０年）の同調査では

29万4143人まで減少している。

庄内地域の人口は昭和30年をピークに減少に転じており、昭和50年代半ばに一時的に増加した時期もあったが、その後は再び減少傾向が続いている。

庄内医療圏は北部の酒田地区と南部の鶴岡地区に大きく分かれる。

酒田地区の基幹病院が地方独立行政法人の日本海総合病院（旧県立日本海病院）である。鶴岡地区の基幹病院としては鶴岡市立荘内病院がある。

このほか、庄内医療圏には日本海総合病院と同じグループ、すなわち同一の地方独立行政法人傘下にある酒田医療センター（旧酒田市立酒田病院）があり、ほかに酒田市立八幡病院などが公的病院として存在している。それ以外の病院はほとんどが私的病院である。

平成26年（2014年）7月現在、庄内医療圏にある病院数は合計16病院、診療所は203診療所であった。

庄内医療圏の現在の療養及び一般病床数は病院と診療所を併せると合計で2741床の状況。

前項で詳述した地域医療計画による基準病床数（2519床）に照らすと、現在の病床数は若干、減らす必要が生じていることがわかる。

施設は過剰だが、医師・看護師などの医療スタッフは不足——というのが、現在の庄内医療圏の端的な状況である。

前述のように、平成の大合併で山形県内に新たに誕生した酒田市、鶴岡市、庄内町という3つの自治体は、いずれも、この庄内医療圏の中にある。

当然、市町村合併によって同一医療圏内の公的機関・施設は重複化しており、その分、過剰となっている。

この重複化・非効率化を排除することが時代の要請となったのは言うまでもない。

繰り返しになるが、旧県立病院と旧市立病院の統合再編によって誕生した日本海総合病院は、平成の大合併が行われる時代の要請が間接的に生んだ新しい病院、という側面があるのだ。

平成5年、山形県立「日本海病院」が開院

平成5年（1993年）、山形県はこの地に県立病院「日本海病院」を開院した。

開院当初は病床数207床、12診療科でスタートしたが、同年10月には救急告示指定病院の指定を県から受け、その後、何回かに亘って増床を行ってきた結果、平成8年（1996年）には528床、17診療科、さらに平成13年（2001年）までには25診療科を数えるにまで拡大し、大規模な病院となっていく。

そもそも、県立日本海病院が設立されるきっかけとなったのは、昭和54年（1979年）5月に鶴岡市の庄内地方自治懇談会から県知事へこの地域への県立病院設立の陳情が行われたことが発端であったとされる。

陳情が行われた最大の理由は、この地域で決定的に不足していた救急医療体制を整備するということにあった。

昭和61年（1986年）3月には漸く「庄内地域県立病院基本計画案（概要）」が県によって作成され、2年後の昭和63年（1988年）2月には地権者と土地売買契約締結が完了、平成2年（1990年）7月に医療法に基づく病院開設許可が出され、同年11月に起工式が行われて建設が始まった――というのが県立日本海病院の設立経緯だ。

前述の通り、庄内医療圏の療養及び一般の現在の基準病床数は前述の通り2519

床。それ以前には基準病床数は２７８４床であったが、いずれにしてもこの規模の基準病床数の中で、新たに５００床を超える規模の県立病院が作られたのだから、周辺の他の医療機関との連携・調整という課題が生じるのは時間の問題だった。

県立日本海病院が開院した場所からわずか２キロメートルの地点には、すでに病床数約４００床の酒田市立酒田病院（現・日本海総合病院　酒田医療センター）が存在していた。

酒田病院は、昭和２２年（１９４７年）７月に設立された古い病院で、設立当初は現在の場所とは違う場所にあった。西荒瀬村大字豊里という場所である。

当時、日本は終戦後、ＧＨＱ（連合国軍最高司令官総司令部）に占領されていた時期。酒田港は現在でも山形県で唯一の重要港湾指定港であり、当時、庄内地区は旧日本軍の重要拠点だった。ＧＨＱは当然、この地区を押さえた。庄内地区に進駐してきたのはアメリカ陸軍第８軍だ。

進駐してきた米陸軍第８軍山形軍政部は、この地域に病院が不足していることがわかり、病院設立の命令を下す。

それで設置されたのが公立酒田病院であった。

当初は病床数150床、内科、外科、産婦人科の3診療科でスタートした。開院当初から、戦時中に鶴岡市内に疎開していた日本医科大学の医師たちが、この病院で働くことになった。このため、日本医科大学による酒田病院への医師供給は昭和40年代の末頃まで続くことになった。

昭和35年(1960年)4月、公立酒田病院は、酒田市内にあった昭和28年開院の社会保険酒田病院と統合し、病院名を市立酒田病院へと変更した。

昭和44年(1969年)9月には現在の酒田医療センターがある場所(酒田市千石町2丁目)に移転、改築を行い、病床数400床、12診療科の総合病院へと生まれ変わった。

県立日本海病院が開院した平成5年(1993年)、同時期に庄内医療圏内では民間病院の開業も増え、一気に病床過剰の状況が生まれていた。

平成5年に赤字転落した市立酒田病院

昭和44年(1969年)に現在の場所に病棟を新設した市立酒田病院であったが、

築２０年を経て病棟の老朽化は確実に進んだ。

平成５年（１９９３年）６月、酒田病院から直線でわずか２キロメートルしか離れていない地点にオープンした県立日本海病院の影響を受けることは避けられなかった。片や最新の設備を備えた県立病院である。これに対して老朽化した市立酒田病院である。患者が奪われることになるのは目に見えていた。

平成４年までは何とか黒字経営を続けていた酒田病院は、ついに平成５年度に赤字に転落する。

この影響は時系列を追って業績の数字を見れば明らかだ。

市立酒田病院の総収益は、平成２年（１９９０年）度６２億３１００万円、平成３年（１９９１年）度６４億７７００万円、平成４年（１９９２年）度６８億２９００万円と順調に伸びていた。

それが、県立日本海病院が開院した平成５年度には、酒田病院の総収益は６７億７１００万円へと一気に減収に転じた。

以後、平成６年（１９９４年）度６７億２６００万円、平成７年（１９９５年）度６６億４７００万円と下落が続くことになる。

減収の要因は、単純に新規の外来患者が来院しなくなったことが大きい。県立日本海病院に患者を奪われたのは明らかだった。

純損益で見ると、県立日本海病院オープンによる酒田病院の業績への影響はさらに明白となる。酒田病院の純損益は平成2年（1990年）度には8200万円という数字。平成3年（1991年）度は1億3900万円、平成4年（1992年）度は1億1100万と黒字を確保していたが、やはり平成5年（1993年）度には一気に4億1100万円の赤字に転落する。以後、平成6年（1994年）度は4億3900万円の赤字、平成7年（1995年）度は3億4100万円の赤字――といった具合に、赤字傾向に歯止めが掛からなくなる。

酒田病院の医業収入の減少、収益の悪化は、外来患者数が少なくなったこと、中でも入院が必要な重篤な患者が減少したことが大きいことが、次に見る病床利用率で一目瞭然だ。

市立酒田病院の病床利用率は、平成2年（1990年）では103％、平成3年（1991年）度は101.8％、平成4年（1992年）度は101.2％と、高水準が続いていた。これが、県立日本海病院が開院した平成5年（1993年）度には

99・9%と一気に100%を割ることになった。

以後、平成6年（1994年）度は96・7%、平成7年（1995年）度は91・6%、平成8年（1996年）度は91・1%と減少傾向に歯止めが掛からない。

この傾向は、国全体の人口減少や地方の過疎化などの影響もあって、その後もずっと続いていくことになる。

ところで病床利用率は現在では80%ぐらいのところが当たり前で、今の一般的な公立病院の病床利用率から見れば、当時の病床利用率の高さは逆に隔世の感があることも事実。ともあれ、大きなライバル病院の出現の影響が同じ地域の他の病院にどう現れるかをよく示したデータではあるだろう。

またこの病床稼働率の数字の推移をつぶさに見ていくとわかることだが、市立酒田病院は県立日本海病院が平成5年（1993年）に開院する前には、すでにその最盛期はピークアウトしているのだ。

つまり、市立酒田病院は、病院として下降線に入った正にその直後に、巨大なライバル病院の出現にさらに立ちはだかられたことになるわけで、正に弱り目にたたり目。起死回生のための選択肢も一気に狭められることになったということである。

自治体病院の経営

厚生労働省の『医療施設動態調査』によると、平成25年（2013年）10月現在の全国の病院の数は8540病院。病床数は157万3772床という状況であった。

自治体病院と呼ぶ場合、この範疇に入れられるのは都道府県、市町村、それにそれらを発祥とする地方独立行政法人の3つになる。

この3つを合わせた自治体病院の数は現在、957を数え、全病院に占める割合は11.2%。病床数は22万9758床で割合は14.6%となり、病院数よりもその割合は大きくなる。すなわち、自治体病院は病床規模の大きい大型病院が比較的多い、ということがわかる。

なお、公的医療機関と言う場合は、この自治体病院に加えて日赤、済生会、厚生連などの各病院が含まれる。

それ以外の病院は、国立か民間病院、ということになる。

国立には独立行政法人国立病院機構のほかにも国立大学法人、独立行政法人労働者健康福祉機構（労災病院）など、いろいろな設立主体がある。

最もその数が多い民間病院には、民間の医療法人のほかに、各種社会保険関係団体（平成26年4月に独立行政法人地域医療機能推進機構という組織ができ、社会保険病院、厚生年金病院、船員保険病院がこの組織の傘下になった）、公益法人、私立学校、社会福祉法人などなど、さらにさまざまな設立主体が存在する。

現在、日本では株式会社の病院は認められていない。それは当面、医療の公益性、公共性を鑑みて国が決めている方針の一つである。

いずれにしても、日本の場合、全ての医療機関は国の国民皆保険制度の下でその経営が成り立つもので、民間医療機関といえどもその公益に資する役割、公的な役割がないがしろにされることはありえず、いずれの医療機関も公的な性格を多かれ少なかれ持つものだと言える。

この中で、地方独立行政法人を除く自治体病院は、地方自治体の一組織という位置づけをされてきており、昭和27年(1952年)に制定された地方公営企業法によってその組織運営が規定されている。

全般的に自治体病院は、大都市の自治体を除けば、過疎化が進む地方や僻地の医療を担っている性格上、その経営は以前から厳しい状況が指摘されてきた。

少子高齢化・過疎化が一層進んでいる今日においては、その状況は悪化する一方である。

赤字経営となっている自治体病院の数は、平成5年（1993年）度にはピークを迎えたとされており、赤字病院の割合は全自治体病院の3分の2に達した。

こうした流れを受けて、総務省は全国自治体病院の経営改革の方向性を示すための「公立病院改革ガイドライン」を平成19年（2007年）12月に策定。これに基づき、多くの自治体病院で、その経営形態の見直しを図る動きが広まっている。

自治体病院の経営形態の見直しでまず、最初に目立ってきたのが、地方公営企業法の「全部適用」を行う病院である。

それまでの自治体病院は、地方公営企業法の一部を適用する病院が多かった。一部適用とは、財務の規定に関しては同法の適用を受ける一方で、人事等に関しては同法によっては規定を受けないというもの。つまりは、組織体としてはあくまで地方自治体の一部である、という考え方で管理・運営を行っているものである。

これを全部適用に移行することで何が変わるのか？

簡単に言えば、病院の代表者が地方自治体の首長（市町村長、都道府県知事）から「病院事業管理者」へと変わることが大きい。

職員の任命権等のマネジメントの権限を、この病院事業管理者が持つようになるのだ。

この病院事業管理者は、地方自治体の長が任命する。通常はその病院の院長などがそのまま病院事業管理者に就くケースが多い。任期は4年。

要するに、国の主導によって公立病院改革が始まり、自治体病院の経営権はそれまでの地方自治体の首長から現場の病院長へと、より経営の現場に近いところに権限が委譲されるケースが増えてきた、ということである。

医療機関の組織を大きく分けると、医師・看護師・検査技師・薬剤師などの専門の医療従事スタッフの部門と、受け付け・出納・総務・管理などの事務部門から成り立っている。

自治体病院の事務部門は特に、自治体の本庁（都道府県・市町村）組織と密接な関係があるものの、自治体の本庁組織と自治体病院の距離感は、それぞれの自治体ごとにさまざまなケースがあるとされている。これは各地域で歴史的にそのように形作られてきた、という側面が大きい。

たとえば、本庁組織と病院組織を完全に一体化している自治体もあれば、病院と本庁の組織は完全に分離した形にしている自治体もある。

いずれにしても、自治体病院の事務部門の職員は、3年程度の人事ローテーションで変わっていくのはほぼ同じである。

病院の管理運営上、重要な要衡を司っている事務部門の職員が、その病院への帰属意識がないままに次のローテーションの間まで過ごさなくてはならないわけだ。

自治体病院経営のこうした体制が、その病院の経営に与える悪影響はほかにも挙げればキリがない。自治体病院は、一般の経営から見れば問題が多いと見られるこうした体制を、永年に亘って強いられてきたのである。

第2章

市立酒田病院の改革

平成10年、市立酒田病院院長が交代

平成5年（1993年）6月に、山形県立日本海病院が、市立酒田病院から直線で2キロ《メートル》しか離れていないところにオープンしてからというもの、酒田病院内には「厭戦気分」のような雰囲気が蔓延し始めていた。

このように、当時の様子を思い出して述懐するのは、旧酒田病院のある関係者だ。

実は、山形県の庄内医療圏は、公立病院よりも私的病院（民間病院）の割合が比較的多い特徴がある。

山形県健康福祉部と山形大学蔵王協議会が共催で実施した平成20年（2008年）の「山形県医療施設における患者動向及び医療従事者等に係わる現状調査」によれば、庄内医療圏の私的病院の比率は63・6％と、県内平均の41・7％を大きく上回っていることがわかっている。

庄内地区の公的な病院としては、北の日本海総合病院（平成20年に旧県立日本海病院と酒田市立酒田病院が統合＝646床）と、南の鶴岡市立荘内病院（520床）という両雄が、南北に存在している。

この地区のこれ以外の大きな病院は、ほぼ全てが民間病院である。

庄内地区の大型民間病院としては、徳州会系の庄内余目病院（324床）があり、そのほか医療生協系の鶴岡協立病院（195床）等がある。

そのほかにも小規模な民間病院が数多く存在しており、約30万人という人口の地域としては病院の数は比較的多い方である。

従って、いかに新規の患者に来院してもらうか、また、医師・看護師不足が指摘される中でいかに優秀な医療スタッフを揃えるか、という2つの面から、この地域の医療機関は他地域よりも厳しい競争を強いられている、ということが客観的にもわかる状況だ。

平成9年（1997年）度には、市立酒田病院の病床利用率は89・5％にまで低下する。

この状況の中で、平成10年（1998）4月に酒田病院の院長が交代する。

新しく院長に就任したのは、それまで診療部長（兼）外科科長であった栗谷義樹氏。栗谷氏は副院長の経験がないまま、いきなり院長へ抜擢された。異例の人事だったと言っていい。

自治体病院の経営権を司っているのは、その自治体の長。従って、市立病院長の選任を行うのは、その市の市長だ。平成10年当時の酒田市長は大沼昭氏（故人）。大沼氏がこのトップ人事の決定を行った、ということになる。

大沼市長が当時、どういう判断で副院長経験のない栗谷氏を院長に据えることを決めたのかは、今となってはわからない。

考えられるのは、市立酒田病院の経営が非常に厳しい状況に陥っているので、何とか起死回生を図りたいとの考えから、平時ではあまり行われない抜擢人事に賭けてみた、ということだったことは推察できる。

栗谷義樹とはどんな人か？

平成10年（1998年）4月に酒田市立酒田病院の院長に就任した栗谷義樹氏は、現在は地方独立行政法人 山形県・酒田市病院機構理事長、同機構 日本海総合病院院長という肩書きである。

地方独立行政法人 山形県・酒田市病院機構は、平成20年（2008年）に旧山形県立日本海病院と旧酒田市立酒田病院が統合再編して移行した組織だ。傘下に、旧県立病院の日本海総合病院（病床数646床）と、旧市立病院の酒田医療センター（同114床）を持つ。

かつてはライバル同士だった病院、しかも市立病院の方の院長であった栗谷氏が、両病院の統合再編後の新組織のトップを引き続き務めている。

市立病院と県立病院の統合再編、地方独立行政法人化に至る一連の改革は、文字通り、栗谷氏が主導したもので、この病院改革の立役者が栗谷氏である。

栗谷氏は昭和21年（1946年）に秋田県の阿仁町と鷹の巣町の中間ぐらいにあった小さな村（現北秋田市）で生まれた。

実家は曹洞宗のお寺。父親はそこの住職だった。男2人女3人の5人兄弟の一番下に生まれた。すぐ上の兄とは10歳離れていた。

栗谷氏が中学入学の頃、父親が亡くなり、上京していた兄が帰ってきて2年ほど父親の後を継いだものの、その後はまた東京に戻ってしまった。

栗谷氏は地元の中学を卒業後、秋田県立大館鳳鳴高等学校に毎日1時間半かけて通い、そこから東北大学医学部に進学。昭和47年（1972年）に卒業した。

栗谷氏の専門は食道外科。

最初の赴任地は由利本荘市のJA系の病院。

ここで2年間の研修を経て、東北大学に戻り、その後、仙台市立病院や、再び由利本荘市のJA系の病院などに勤務した。

42歳のときに酒田市立酒田病院に派遣された。診療部長（兼）外科科長を経て、平成10年、52歳のときに院長に就任したという経歴だ。

栗谷氏は、外科医としての腕前に関しては評判が非常に高かった。同じ医師仲間からも信頼されていた。

だからたとえば、庄内地域の医師会に入っている先生が自分の患者さんに、栗谷氏の専門分野である食道がんの疑いがもたれた場合、必ずといっていいほど栗谷氏を紹介するようになっていた。患者を送り出す方としても、腕のいい先生にしっかり診てもらわないと自分の評判にも関わるから真剣である。

このことからも栗谷氏の外科医としての信頼の高さがわかる。

いま盛んに病院と診療所の連携、いわゆる「病診連携」が言われているが、庄内地区ではこのように、かなり早い時期からこの病診連携が地区医師会と酒田病院の間で実践されていた、ということになる。

しかし腕のいい外科医というのは、要するに朝から晩まで毎日毎日、患者さんを診て、手術を行い、一日が暮れる生活を行っているもの。病院経営からはほど遠いところにいるのが実情だ。

しかも栗谷氏には副院長の経験もなかった。診療部長（兼）外科科長からの大抜擢トップ人事である。

だからこの院長交代は、栗谷氏としても戸惑いが大きいものであったことは想像に難くない。

栗谷氏の戸惑いは異例のトップ人事だけが理由ではない。

放っておけば確実に潰れてしまいそうな公立病院の院長になれば苦労をするのは目に見えているからだ。そういう病院の院長に自らなりたいと考える物好きな医師は世の中にはあまりいない。

医師が大量に辞職

この抜擢人事からほどなくして、酒田市本庁でも想定していなかった事態が酒田病院で発生する。

栗谷氏が院長に就任した約1年間の間に、ほかの医師が次々と病院を辞めていってしまったのだ。

酒田病院には、栗谷氏が院長に就任した当時、約35人の医師が勤務していた。それが、その後の1年間で次々と医師が退職、ほぼ3分の2近くにまでに医師の数が減ってしまったのだ。

新しい院長が就任したことで、ほかの医師がその病院を辞めるということは、大きな病院では珍しいことではない。

その理由は、医師の人材を供給している大学側の意にそぐわない人事が行われた場合、大学側から派遣している医師に対して、その病院から引き揚げることがサジェストされることが普通に行われているからだ。

病院に多くの医師を供給している大元は、大学医学部や医科大学の「医局」という組織だ。

大学の医局というのは大学の中に存在している事務的な組織というよりもむしろ、診療科目ごとにできた医師の大学時代からの先輩・後輩関係の延長のようなもの、俗に言えば、「学閥」のようなものととらえた方が理解しやすい。

言ってみれば医師の見えざる「人的なネットワーク」が、大学医局という存在の本質である。

医師は大学によって育成されている。

大学での教育を終えた後は、実際の医療現場に出て経験を積んでいかなくてはならない。大学の付属病院以外でも、最初は大学医局の紹介の形で研修医として大きな公立病院などで働き始めることが多い。

その後、医局の紹介でいろいろな病院で働くようになる。

大学医局としては、後進に対しても将来の道を開いてもらうためにも、少しでも評判のいい病院に自分の大学から1人でも多くの医師を送り込みたいという力学が働いている。

逆に評判の悪い病院からは、送り込んだ医師をなるべく早急に引き揚げたい。こうした力学が働くのは当然だろうし、また、送り込んだ医師がその病院で人事的に冷遇されないように目を光らせようとする心理が働くのも、大学側としては当然だろう。ただそうだとしても、1年間に3分の1近い医師が辞めてしまうという事態は尋常ではない。

酒田病院では平成10年からの1年間で、消化器内科の3人いた医師はゼロに、小児科も2人がゼロに、脳外科、産婦人科、耳鼻科は2人から1人へ、といったぐあいに医師が辞めていった。

後任の医師が見つからなければそのまま即、診療科目の消滅、という事態である。いったい医師を送り込んでいた大学側としては、どういう考えだったのか。

それは恐らく、当時の酒田病院の経営はそれほど切羽詰まっていて、もうどうにも将来展望は開けない、と考えていたのかも知れない。

それが副院長を飛び越す予想外の抜擢トップ人事によって、「見切り」の心理に拍車がかけられたということだったのであろう。

実際この時期、酒田病院を辞めていった医師たちの退任理由を探ると、さまざまな理由が挙げられていたが、中でも「開業するため」という理由が一番多かった。

裏返せば、病院にこのまま残るより自分で開業した方が道が開ける、と考える医師が多くなっていたということである。

庄内医療圏・南北間でのライバル意識

山形県立日本海病院が平成5年（1993年）6月からスタートした際、病床数は207床だった。

全部で4つの病棟を持ち、集中治療室と12診療科（内科、小児科、外科、整形外科、脳神経外科、泌尿器科、産婦人科、眼科、耳鼻咽喉科、理学診療科、放射線科、麻酔科）――というのが県立日本海病院の陣容だ。

一方、昭和44年（1969年）に現在の酒田医療センターのある場所に新築移転して400床への増床を行い、県立日本海病院と同じ12診療科（内科、外科、整形外科、産婦人科、小児科、皮膚科、泌尿器科、耳鼻咽喉科、眼科、神経科、放射線科、麻酔科）でやってきた酒田病院にとってはしかし、その日本海病院の陣容は十分、脅威となるものだった。

実は、日本海病院に対して市立酒田病院のスタッフが複雑なライバル意識の思いを抱くのは、日本海病院のその設立経緯とも関係しているようだ。

日本海病院ができるきっかけとなったのは、昭和５４年（１９７９年）に、「庄内地方自治懇談会」というところから知事に対して県立病院設立の陳情が行われたことが始まり。

この庄内地方自治懇談会があった場所というのが、実は、酒田市ではなく、当時の鶴岡市なのだ。

つまり、もともとは鶴岡市にあった陳情団が、県知事に陳情を行い、結局、病院ができたのは鶴岡市にではなく、酒田市にだった。

前述のように、同じ庄内医療圏とはいえ、当時、庄内地区には大型の公立病院が南北に分かれて存在していた。北の酒田市立酒田病院と南の鶴岡市立荘内病院だ。

鶴岡市立荘内病院は設立が戦前という古い歴史がある病院。

この南北に分かれた公立の大型病院の両雄は、昔から、ライバル意識が相当に強かったことは想像に難くない。

両病院のライバル意識の強さを語る地元の人の声も実際に聞いたことがある。その人の言葉によれば、両病院間で患者の奪い合いが傍目から見ても明らかなほど熾烈に行われてきたという。

そうしたライバル意識が強い地域間であったにも関わらず、片方の鶴岡市にあった陳情団が設立の陳情をした県立病院が、当の鶴岡市にではなく、そのライバル市である酒田市内に建設されてしまったのだから、酒田市本庁と酒田病院の関係者の心中は穏やかではなかったことは想像に難くない。

こうした経緯で誕生した県立日本海病院は、オープン翌年の平成6年（1994年）には、早くも107床を増床して全部で314床となり、診療科も2科（神経内科、皮膚科）を加えて全14科に拡大、酒田病院と肩を並べる規模となる。

さらに翌年の平成7年（1995年）には99床を増床、歯科を開設、平成8年（1996年）にはさらに115床を増床して合計528床となり、診療科もさらに精神科と形成外科を加え合計17診療科となった。

この頃にはハード面の体制としては県立日本海病院は市立酒田病院を凌ぎ、庄内医療圏で最大規模となっていた。

400床の病院に1日5人しか患者が来ない！

平成13年（2001年）までには、県立日本海病院にはさらに心療内科、心臓血管外科、歯科口腔外科、循環器科、消化器科、呼吸器外科、肛門科、気管食道科が加わり合計25診療科となった。市立酒田病院とは診療科と病床数で圧倒的な差を付けることになったのだ。

前述のように、酒田病院では、それまで診療部長（兼）外科科長だった栗谷義樹氏が平成10年（1998年）に院長に就任してからというもの、医師が次々と辞めていく事態に陥っていた。

しかも医師がいなくなった診療科は、病院からその診療科目自体が消滅する危機に直面していた。

片や拡大一方の新しい病院に対して、酒田病院の職員には前述のように「厭戦気分」が蔓延するようになる。

「厭戦気分」とは、仕事への熱意、やる気を奪う状態のことだ。

やる気のない職員や医療スタッフの態度を一番、敏感に感じ取るのは新規の患者（新患）である。

病院にとっての新患というのは、いわば商業施設における新しいお客さんと同じ存在。

初めてのお店で商品を購入するお客さんというのは普段よりも購買行動はずっと慎重になる。このお店で買って大丈夫か？　と感じるようでは、その店では買い物はしないだろう。

ましてや自分の身体を診てもらう病院である。こんなところで診てもらって大丈夫か？　と感じさせるような雰囲気の病院になど患者は２度と行かないだろうし、そうした噂はすぐに周辺にも伝播する。

そうやってだんだんと人気のない閑古鳥のなく場所になっていく。

こうして酒田病院は風前の灯火の状況に陥っていった。

実際、酒田病院ではその当時、新患が１日５人しか来ない日もあったほどだという。

１日５人というのは、開業医の医院だったらありうる数字だろうが、開業医でも気の利いたところならもっと多くの新患が来院している。４００床もある病院ではあり得ない数字だ。

酒田病院が潰れるのは時間の問題——といった風評が周辺には流れ始めていた。

各種の委員会を院内に設置

酒田病院の新院長に就任した栗谷氏は、周囲から潰れる、とまで言われ出していた病院をそのまま放置しておくわけにはいかなかった。

とにかく出来ることは何でもやろうと考えた。

といってもこれまで栗谷氏は病院経営に携わったことが全くない。副院長の経験もないのだから当然だ。

医師にはただひたすら自分の専門の診療分野を極めていくという人が多くいる。特に技術が要される外科にはその傾向が強い。腕がいいと言われる人ほどそういう傾向が一層強い。

だからそもそも、経営を行う立場になろうとは最初から想像もしたことがない人がほとんどだ。

その中で病院のトップとしてそこで働く人をマネージしなくてはならない立場にい

きなり立たされてしまう。

まずは経営危機に瀕している病院の現状を正確に把握して、それをスタッフ全員に説明しなくてはならない。

栗谷氏は、病院の収支はどう成り立っているか、公立病院特有の減価償却や、財務的なこと、公的な補助や、医療計画のこと、また保険制度など国の全体の医療制度など、病院経営に関わるあらゆることを短期間に勉強した。

こうして仕入れた知識で、今の状態でスタッフ全員に給料を支払い続けながら酒田病院はあと何年持つかをざっと試算した。これはスタッフ全員に対して、そういうことを説明をすることで、自分たちが勤めている病院がいま危機的状況にあるという意識を共有してもらいたいとの思いからだ。

その試算によれば、このままでいくと、あと3年ぐらいはみんなの給料は払えるだろうということがわかった。

もつのはあと3年。逆に言えば、勝負はこの3年間、ということになる。

3年間で何とかこの病院を蘇らさなくてはならない。そうした考えを現場のスタッフ全員と共有していかなくてはいけない。

そこでまず栗谷氏がやろうと思って実践を始めたのが職場での話し合いだった。幸い時間はたっぷりある。何せ新しい患者がほとんど来ないのだから、これは簡単だった。

月に1～2回、院長自らが各職域へ行き、場所を決めて現場のスタッフに集まってもらう。そこで現場のスタッフたちとの話し合いを行った。

話し合いといっても、院長から各現場のスタッフに今の状況を説明することが中心となるのだから、ほぼ院長が一方的に話す形だ。

そうした話し合いの中で、スタッフ同士の間に問題意識が次第に醸成され、問題解決の手がかりとなるアイデアが浮かんでくるようになる。とにかく、いかに突破口を開くかが第一の目的だ。

この話し合いの中から最初に出てきたのは接遇の改善だ。

患者さんへの接遇改善には元手は何もいらない。やろうと思えばすぐにでも実行できることだ。「接遇改善委員会」をつくり、接遇に関してできることを一つ一つ挙げてみんなで実行していく。

この委員会は院長が各職場の職員に直接、語ることがきっかけとなって始まった。

それだけに、普段の患者さんへの接し方、言葉使いの一つ一つから、かなり徹底して改善していく取り組みになった。

こうした話し合いを通じて、院内には各種の委員会が設置されるようになり、改革に繋がる具体的な取り組みが行われていった。

ワークフロー見直し、診療材料を院内統一ルールに…

この当時、酒田病院が院内につくった委員会には、接遇改善委員会のほかに「医療事故防止委員会」、「保険診療点検委員会」、「薬事委員会」、「病床調整委員会」、「診療材料委員会」、「業務改善委員会」などがあった。

「業務改善委員会」では、病院内の仕事のワークフローの見直しを行った。

この取り組みは県立日本海病院と統合再編して地方独立行政法人となった現在でも続けられている。

それほど、病院の業務改革のある種の根幹的な取り組みの一つになっているものだ。

最初は、病院内の各職種間の仕事の隙間を埋めて、特定の医師にだけに加重な労働負担が偏らないようにすることを狙ったものだった。

言ってみれば、特に忙しい医師の仕事に関しては、病院全体でその仕事をサポートしていこうとするものだ。

医師、看護師などのほか各職域のスタッフから毎回、2~3人ずつで委員を構成して委員会を開催した。

ところが最初に不満の声が噴出したのは、看護師の部門からだった。その不満の矛先は薬剤師やリハビリの部門に向けられた。

そうやって、お互いの仕事上の不合理なことに関する意見をぶつけ合わせて、最終的にワークフローの改善に結び付けていく。

要は、人の仕事をしやすくするように、お互いが気配りをするようになった。

結果的に過重に仕事の負荷がかかっていた医師は、雑用のような仕事からは解放され、時間を効率的に使えるようになった。医師が時間を効率的に使えるようになったため、そのほかのスタッフの待機時間も短くなり、余分な拘束時間からは解放されることに繋がった。

この取り組みは2~3年の間で酒田病院全体に定着するようになった。

市立酒田病院は医師にとって働きやすい環境の病院だ、という評判が病院の外にも広まることになった。

ワークフローの見直しに次いで重要だったのが薬品費の削減。「薬事委員会」では、医薬品を含めた診療材料に関する院内統一ルールを作って管理するようにした。

それまでは、薬剤などの診療材料は医師ごとに使用するものがばらばらの状態。医師は自分がよく知っていて使い慣れていている薬を使いたがるので、診療科から医師が変わる場合は、そのたびに薬剤も一新することが必要になっていた。そのたびに新しい薬剤が加わるのだが、それまでは、その医師がいなくなっても薬剤はそのまという杜撰な管理の仕方だった。その結果、院内の薬剤室には薬剤の在庫の山だらけになっていた。

この当時、酒田病院には4000種ぐらいの医薬品の在庫の山ができていたとされる。県立病院でも薬剤の種類は多くても3500種ぐらいがいいところだと言われているので、かなりのムダが出ていたことになる。

これを薬事委員会の中で病院で採用する薬種を絞り込んで、最終的に2500種ぐらいにまで在庫を圧縮した。

「病床調整委員会」と「地域医療室」　介護施設への営業

「病床調整委員会」では、病床利用率の向上を目指して、いわゆる「ベッドコントロール（病床管理）」に取り組んだ。

一般的に病院収入の約6割は入院収入で成り立っているとされており、病床をより効率的、効果的に稼働させていくことは、病院経営の優劣を左右する重要なポイントとなるもの。そのため近年、このベッドコントロールに真剣に取り組む病院が増える傾向にある。

ベッドコントロールとは、病院内で空いている（使っていない）病床の数や、退院予定患者数等を日々的確に把握して、また入院する個々の患者の入・退院計画をしっかり作るなどで、効率的な病床の使い方を行っていこうというものだ。

病床管理によって病床を効率的に稼働させ、病床稼働率も向上していくことになれば、その病院の病院収入は自然に上がっていくことになる。

一般的に企業での効率化の取り組みというと、コスト削減の方向に力点が働くものでそもそも前向きに取り組むことが難しい性格のものだが、病床管理はそれとは逆の方向に力点が働くものであるとも言え、これほど前向きに取り組める効率化の取り組みというのもほかにない。

大規模医療機関の病床管理はまた、その医療機関がある地域住民にとっても重要なもので、なぜならそれによって、地域住民はより質の高い医療サービスをその医療機関から受けられるようになるからだ。

酒田病院では、病床管理を行うことに併せて「地域医療室」という組織を院内に設置した。

看護師やソーシャルワーカーをこの地域医療室に配置して、病床管理と一体で動くことにした。

この取り組みを開始してから少し後に、介護保険制度が制定されたが、周辺の介護施設に入所する患者はこの地域医療室で一元管理した。

そのために必要な周辺の介護施設にはスタッフが出向いて連携を図る交渉を行い、逆に介護施設から患者を受け入れるルートもこれで確立することになった。

とにかく患者を待っているのではなく、どんどん外に出て酒田病院の「顔」を売ってくる。

このように、病床管理という極めて内政的な取り組み一つとっても、いわば病院の営業手段の一つにしてしまう。文字通りやれることは何でもやる、という姿勢で取り組んでいった。

管理職のスタッフミーティングで情報共有

現場スタッフや幹部スタッフとその組織のトップとがお互いにもっている情報を共有することは、改革で一丸となって邁進しなくてはならない組織にとっては必要欠くべからざること。

酒田病院では毎週金曜日、管理職のスタッフが集まる「運営委員会」を開催した。その週に起きたことの情報を幹部職員と院長が共有することが最大の狙いだ。

この幹部職員が集まるスタッフミーティングは県立日本海病院との統合再編・独法化を経た現在でも続けられている。

また月1回、病院の各診療科の科長や代表が集まり、「診療部代表者会議」も開催した。

ここでも栗谷院長が病院の毎月の事業概況や患者動態などの情報のほか、病院改革に対する自分の考え方などについて説明した。

こうすることで病院運営や、スタッフの報酬に対して、トップとしての説明責任を果たしていった。

情報の共有は病院の外に対しても行われた。

市議会に対して、ある関係筋のルートを使ってアプローチをした。

このアプローチによって、市議会に酒田病院の改築特別委員会を作ってもらうことができた。

また自治体病院は毎年9月に、当該自治体の本庁で決算委員会が行われるのが通例だが、その決算委員会には栗谷院長自らが出席して病院の現況説明に努めた。

こうして説明責任を果たすことで、病院の「顔」を売り込み、市議会や市の関係者に一人でも多くの酒田病院の理解者、支持者を作っていくことを心がけた。

地区医師会との連携、病診連携の先駆

栗谷氏の強みは、酒田地区医師会との良好な関係を外科医時代から築いていたことにあるとも言える。

序章でも触れたように、栗谷氏は山形県医師会副会長や酒田地区医師会役員就任経歴があり、現在は酒田地区医師会の会長を務めている。

大きな総合病院の勤務医が地区医師会の会長になるのは極めて希なケースだ。

病院の勤務医と開業医は、昔から関係が良くないと言われる。

特に利害が対立している関係にあるわけではないのに、なぜ両者の関係は良くないのか？　それは学閥やその他の様々な事情が歴史的・慣習的に積もり積もってそういう関係になってしまった、ということのようである。その関係がそのまま、開業医が多く集まる地区医師会と病院の勤務医との関係の悪さに繋がっている。

では栗谷氏はどうして酒田地区医師会との関係が良好なのか？

それは栗谷氏の人柄に依るところも大きいのだろうが、実際のところはやはり、そういう関係づくりに努力してきたから、ということではないか。

まずは栗谷氏の外科医としての腕が酒田地区医師会との関係を築くのに貢献したことは間違いなさそうだ。

前述した通り、酒田地区の開業医の多くは、外科手術の必要性を疑われるケースが見つかった場合、必ずといっていいほど栗谷氏に患者を紹介してきた。

開業医が患者を大きな病院に任せようと決断をするのはもちろん、そこにはしっかりした設備が整っていることがあるが、それ以上に、その病院の医師の腕を信じていることが大きい。患者を紹介する開業医の方としても、患者がちゃんと治療を受けて助かってもらわなくては困るからだ。

これに対して栗谷氏は、開業医からの紹介で来院した患者さんに対しては、手術が無事終わった人や、またそもそも手術の必要がない人には必ず、最初に通っていた開業医の元に戻す、ということを行った。

経過を見る必要がある患者には、もと通っていたところに戻ってもらい、何カ月かに一回、酒田病院の方に来てもらうようにすればいいからだ。

そういう細かな配慮、対応を栗谷氏は行っていた。こうした配慮が開業医からの紹介のリピートを生むきっかけとなったのだろう。

開業医としては、患者を病院に紹介する場合は、単に紹介して終わりではなく、その後の診療に少しでも役に立つ医師に紹介したいだろう。

そういう医師はどこにいるか？　そういう情報は自然と開業医が多く集まる地区医師会に集まってくる。こうして地区医師会に集まる医師たちに評判の高い医師にはますます患者が紹介されるケースが増えていく循環に繋がる。

このようにして酒田地区では「病診連携」が全国的に広く叫ばれ出すずっと前から「病診連携」のようなことが実践されていたのだ。

病診連携でLAN回線を敷設し補助金も獲得

酒田病院が院内LAN回線を全国の病院の中でも非常に早い段階で敷設することができた理由の一つにも、酒田地区医師会と栗谷氏の強固な関係が存在する。

平成10年（1998年）、院内LAN回線を敷設している病院は全国的にもまだ珍しかった。

栗谷氏はコンピュータの専門知識もないし、病院経営のことも始めたばかりだったが、ＬＡＮ回線を敷けば、病院の経営効率化に大きな効果がもたらされると直感し、何とか敷きたいと考えた。

しかしＬＡＮを敷設するにはそれなりに設備投資費用もかかる。その元手が必要だが、不幸にも厳しい経営が続き、使える余裕や元手がない。

その当時、病院単体だけでなく地区を巻き込んでＬＡＮ回線を敷くことで「病診連携」を図る、という事業目的であればその敷設費用は国から補助金として出ることを栗谷氏は知った。この補助金制度をうまく使えると考えた。

栗谷氏は当時、すでに酒田地区医師会の役員をしていたので、さっそく知り合いの医師会役員の医師に相談した。

「医師会で申請をするので、事業計画はあなたが書いてください」と前向きな返事をもらえた。

事業の趣旨に合うように、ＬＡＮ回線を敷設することと併せて、紹介システム、逆紹介システム、検査予約システムなどをネット環境で稼働できるようなものを構築することを盛り込んだ。

当時はまだ、全国的にも電子カルテのプロトタイプのようなものができたばかりの頃で、こうした紹介システムの構築を構想するのはかなり早い取り組みだったと言える。

現在の「ちょうかいネット」に繋がる

このLAN敷設は、現在、酒田地区において地域の医療情報ネットワークとして威力を発揮している「ちょうかいネット」というシステムの誕生に結び付いている。ちょうかいネットの由来は、庄内平野を抱くようにそびえる日本百名山・日本百景の一つである出羽富士・鳥海山にちなんでいる。

運営をしているのは酒田地区医療情報ネットワーク協議会という組織で、この組織の実際の事務局は、日本海総合病院の経営主体である地方独立行政法人山形県・酒田市病院機構の経営企画室に置いている。協議会の会長は酒田地区医師会が務めている。

このネットワークはパソコンの環境があれば誰でも登録ができ、利用できる。登録患者について個人情報を保護した上で、複数の医療機関の間でインターネット回線を用いて医療情報を共有するシステムだ。

このシステムで、薬の処方や血液検査の結果、レントゲンやＣＴ等の画像情報レポートなどを、異なる医療機関の間で共有できるようになる。

このシステムのメリットとしては、①医療情報を共用することにより、一貫した医療が可能になる②重複した薬の処方、検査を防ぐことができる——などが挙げられる。

現在、ちょうかいネットには約１５０の病院及び組織が参加し、このうち地方独立行政法人　山形県・酒田市病院機構　日本海総合病院、医療法人健友会　本間病院、鶴岡市立荘内病院、鶴岡地区医師会、医療法人社団　山形愛心会　庄内余目病院が登録された患者については診療情報を開示している。

院内ＬＡＮで各科ごとの状況を開示

酒田病院では院内ＬＡＮ回線を敷いたことで、各診療科ごとの情報をそこで全て開示することにした。

財務・経理的な数字の公開、職員同士での情報共有は院長の栗谷氏が努めて力を入れたことの一つだが、この新しいハイテクのツールはその取り組みを後押しした。

これまでも酒田病院では、紙媒体を使っての情報の開示は行ってきてはいた。たとえば、先月のあなたの科の新患は何人です、稼ぎはどれぐらいでした、ほかと比べるとこれぐらいです――といった数字を並べたものだ。それを担当医師の机の上に置いておく。でもそんな紙が自分の机の上に置かれていたら、それはそのまま即、ゴミ箱にポイとなる。それが人間心理というものだ。

ところがそれが一覧となっていて、いつでも誰でも画面で見られるようになっていると事情が違ってくる。そんなものは無視しようと思っていた人まで、こっそりとこの画面を覗きに来るようになるのだ。

これらの経営判断の材料となる数字は、県立日本海病院との間でも双方で交換されていたので、それも併せて院内イントラネットに置いた。これで両院を様々な数字の指標で比べられるようになった。これが良い意味で、診療科の医師たちの競争意識に火を付けた。

経営情報、事業情報、患者動態、それに患者からの苦情までも全て、開示をした。患者の苦情などはこれまで、往々にして院長や看護部長が握りつぶしてしまうものもあった。苦情の中にはもちろん的外れでまともに取り合うに堪えないものもあるから、そうする事情もわからないではない。

でもそれは要するに臭いものには蓋をしろ、の考え方だ。それでは判断の材料にはならない。そういうことは全てやめた。

より分けをしないで、全ての苦情を開示した。そうすることで、こちらが反駁できると考えるものは、きちんと反駁して職員を守るべきだし、正鵠を得ているものがあれば、それは改善のための貴重な意見となりうるはずだ、という発想への転換だ。

全てのベクトルがよりよい地域医療のため、患者のため、という方向へ、職員全員が向かうために、これは大きく役立つものになった。

情報開示は職員のエネルギーに火を付けたのだ。

このエネルギーの元になるのは、矛盾や不公正に対する怒りだ。

怒りこそは最もエネルギーに転換しやすいのだ、と院長の栗谷氏は強調している。

第3章

県立病院と市立病院の統合

市立病院の設備老朽化、八方ふさがりで総務省へ

昭和44年（1969年）に改築された酒田病院は老朽化が激しく、いずれにしても建て替えが必要だった。

鉄骨もしくは鉄筋コンクリート造の病院の法定耐用年数（減価償却期間）は通常、39年。平成20年（2008年）には耐用年数が迫っていた。

酒田市では、県立日本海病院がオープンした翌年の平成6年（1994年）には、酒田病院の改築のための「マスタープラン」というものをつくっていた。ところがそれ以降、改築に向けて市が具体的に動いた形跡はまるでなかった。

平成10年（1998年）に栗谷氏が酒田病院の院長に就任して、できうる改革にはすべてといっていいほどのことに手を付け、平成12年（2000年）からはそれまでの赤字から、黒字転換するメドを付けた。

実際、平成13年（2001年）から酒田病院はずっと黒字続きで、平成19年（2007年）にはついに、内部留保が50億円近くになるという状況だった。

しかし建物の老朽化だけはいかんともしがたい。

敷地面積約8万平方メートル、建物延面積約5万平方メートルの県立日本海病院に対抗していくためには、酒田病院は何としても改築が急務だった。

そこで栗谷氏は当時、市役所から出向の松本事務部長と相談し、平成13年、酒田市議会に掛け合って市立酒田病院の新病棟建設のための特別委員会を市議会内につくってもらった。というのも市議会には新しい病院を建てたいと考える議員が多くいたからだ。

一方の当時の市長はどうも建設には消極的だった。財政負担が増えるから、それは当然のことだろう。

この働きかけの結果、平成17年（2005年）には酒田病院改築のための「第2次マスタープラン」もつくられた。

この頃になると、それより数年前と比べると、周囲の雰囲気はがらりと変わっていた。

県立日本海病院には当初からの建設設備投資負担が重くのしかかり、赤字経営が続いていた。一方の市立酒田病院は黒字を続けていたから、病棟の建て替えさえできれば、今度はライバル、日本海病院に完全に巻き返すことができる、といったことで盛り上がっていた。

ところがどうも、第2次マスタープランをつくったまでは良かったが、それでもやはり市長は市立病院の建て替えには前向きではなかった。

このままズルズル長期戦に持ち込まれると、建て替えを急務としている方にとっては一方的に不利だ。

建て替えは時間が勝負だった。

八方ふさがりとなり、万策が尽きた栗谷氏は、ついに自ら総務省に乗り込んで事態の打開を図ろうと考えた。

平成17年（2005年）のある日のこと、酒田市の関係者に相談することもなく、栗谷氏は東京・霞が関にある総務省の自治財政局で起債を担当している公営企業室の室長にアポイントを入れた。

酒田病院の改築をするための資金繰りの相談のために、国の担当者に直接、会いに行く、という大胆な行動に打って出た。

「市立酒田病院改築外部委員会」を設置

田舎の市立病院の院長が、病院を所有・運営している市の了解もとらずにいきなり、「病院の建て替えをしたいので、資金分の起債をするいい方法はないでしょうか？」などといって総務省を訪ねてきたのだから、総務省の担当官が当惑したであろうことは言うまでもない。

しかしこの総務省の担当官は極めて冷静に応じ、意外にも「まずは改築のために利害関係のない外部委員会をつくって、そこで改築に関しての報告書を出してもらって下さい」と、この突然の来訪者に対して適切なアドバイスを行った。

もとよりフットワークが良い栗谷院長は、当時、総務省の公営企業アドバイザーを務めていて、公立病院改革の助言を盛んに行っていた税理士の長 隆氏にすぐさま連絡をしようと思いつき、連絡をとった。

そして長氏に、酒田病院に改築委員会を立ち上げてもらうこと、その委員会の委員長になってもらうことを率直に頼んだ。

栗谷院長と長氏との関係が始まったのは、そのときからだった。

長氏は栗谷院長の依頼を快く引き受けた。

栗谷院長は長氏以外の委員を誰にするか、決めていった。

まず2人目の委員は、東北大学時代の先輩で、岩手県立中央病院の院長を務めてから当時、自治体病院協議会の会長をしていた小山田惠氏（故人）にお願いした。

次に3人目の委員は、公衆衛生が専門で東北大学医学部長を務め、当時は宮城県の病院管理事業者だった久道茂氏にお願いした。

そして4人目の委員には、山形県の健康福祉部長に無理をお願いして就いてもらうように頼んだ。

こうして栗谷院長を入れて合計5人の委員が決まり、市立酒田病院改築外部委員会が平成17年（2005年）6月に発足した。

3回の会議を開催して、わずか4カ月後には報告書をまとめる、というスピード・スケジュールで委員会での議論が開始された。

ところでこの委員会に山形県は担当者を出すことを了解はしたが、実のところ都合3回開かれた委員会の席には一度も、当該委員は出席することがなかった。実質的には、県はこの委員会には最初から消極的、という態度の現れだろう。

県としては酒田地区では県立日本海病院の強力なライバルである市立酒田病院の改築を許したら、自分で自分の首を絞めるようなものだから、これは当然の心理が働いた態度だったとも言える。

公立病院改革ガイドラインと長 隆氏

ここで市立酒田病院改築外部委員会の委員長を務めた、長 隆氏のことについて触れる。

全国の自治体病院を指導的立場で司っている国の行政機関はいうまでもなく以前は自治省という名称だった、現在の総務省である。

1990年代に地方分権が盛んに言われるようになり、この流れは平成9年（1997年）の地方自治法の改正と、外部監査制度の導入に繋がっていく。

外部監査制度とは、地方公共団体の監査を、外部の弁護士、公認会計士、税理士などにしっかり監査をしてもらうことを定めたもの。地方分権を進めるためには一方で、外部機関のきちんとした監査を受けることが必要、という狙いのものだ。平成10年

（1998年）10月から施行された。

都内で税理士事務所を営んでいる長氏は、この当時、縁あって日本公認会計士協会で、外部監査制度を普及させるための委員に就いていた。

また、それよりもずっと以前から、全日本病院協会の参与・顧問税理士を長きに亘って務めてきた。

こうした経歴から、総務省が平成7年（1995年）に「地方公営企業経営アドバイザー」という制度を設けると、その初代アドバイザーとして長氏に白羽の矢が立てられ、長氏はそれをその後13年間、務めることになる。

総務省の地方公営企業経営アドバイザー制度は、発足当初はその存在がオープンにされていなかったので、一般にはその存在はほとんど知られていないようだ。

しかし、平成19年（2007年）7月に発足した、総務省の「公立病院改革懇談会」の座長に長氏が就任すると、その名は全国の自治体病院関係者に広く知られるようになる。

この懇談会での議論に基づいて、わずか5カ月後には「公立病院改革ガイドライン」が総務省から全国の地方公共団体に通知されることになるからだ。

平成19年（2007年）5月に開催された経済財政諮問会議では、当時の菅義偉総務大臣が公立病院改革に取り組む旨を表明。同年6月に閣議決定された「経済財政改革の基本方針2007」でも、社会保障制度改革の一環として公立病院改革に取り組むことが掲げられた。

この流れを受けて、総務省は公立病院改革のためのガイドラインを策定すべく「公立病院改革懇談会」を同年7月に発足。その懇談会座長として総務省はまたしても長氏に白羽の矢を立てた、というのが経緯だ。

この公立病院改革ガイドラインでは、地方自治体に対して自治体病院に関して①経営の効率化②再編・ネットワーク化③経営形態の見直し――の観点で、平成20年（2008年）度内に「公立病院改革プラン」を策定することを要請するものであった。

病院経営形態の見直しに関しては、平成17年（2005年）3月施行の地方独立行政法人法の施行、平成18年（2006年）9月から導入された指定管理者制度などによって進められつつあったが、このときの公立病院改革ガイドラインによってそれが一気に推し進められることになった。

ちなみにガイドラインでは、自治体病院が目指すべき経営形態の選択肢としては、

①地方公営企業法の一部適用から全部適用（いわゆる全適）へ②指定管理者制度の導入③地方独立行政法人（非公務員型）化④民間への委譲——などが示されている。

ガイドラインでは、そのいずれかの形態への変更の選択をとれない場合は、自治体病院は病床数を削減して診療所（病床数19床以下）化することもやむを得ない——という厳しい認識が示された。

ガイドラインに沿った形で、全国の自治体病院の経営形態の変更がその後、増えていくことになる。

平成24年（2012年）11月現在で、全国の自治体病院の施設数は961。

そのうち、平成25年（2013年）4月現在、地方公営企業法全部適用へ移行した自治体病院（いわゆる「全適」病院）の数は195事業350病院に達した。

さらにその中で「指定管理者制度」を導入しているところは66事業68病院となっている。

また平成26年（2014年）11月現在までに誕生した地方独立行政法人（いわゆる「独法型」病院）は43法人78病院である。

県立病院と市立病院の統合

平成17年（2005年）10月、市立酒田病院改築外部委員会（委員長・長 隆氏）は検討開始後わずか4カ月で報告書をまとめ、市に報告した。

その報告の中味は、「市立酒田病院は県立日本海病院と経営統合をするのが望ましい」という驚くべきものであった。

県立病院と市立病院の統合再編を促す方向でこの報告が出されることはしかし、予想されうる範囲のものだった。

それには山形県の厳しい台所事情が影響していた。

山形県は県内に日本海病院以外に4つの県立病院を抱えていた。日本海病院と同じ庄内医療圏にある県立鶴岡病院（精神213床）、最上医療圏にある県立新庄病院（454床）、中心部の村山医療圏にある県立中央病院（660床）、同じく村山医療圏にある県立河北病院（225床）である。

山形県は厳しい財政状況にあり、山形県は市立酒田病院改築外部委員会の報告書を得て酒田市からの統合申し入れを受け、赤字財政の原因をつくっている日本海病院を含めた県立5病院を主な対象とする外部監査事業を、当時の齋藤弘山形県知事が決断をした。驚くべきことにこの前後において、酒田地区医師会は三代にわたる医師会長を先頭として終始一貫、ぶれることなく市立酒田病院、栗谷氏の側に立って懸命に活動を展開、地区医師会、医師連合として組織を挙げて県議、地元選出国会議員などへの働きかけを積極的に行っている。通常の他地域では殆ど見られないことで、地区医師会がこの統合再編劇にいかに真剣に向き合っていたかが垣間見てとれる。

平成18年（2006年）8月、すなわち市立酒田病院改築外部委員会が県立日本海病院との統合を是とする報告書を出したちょうど1年後、外部監査法人による外部監査報告「山形県立病院事業分析評価調査業務報告書」が出される。

その中味は、驚いたことに、1年前に酒田病院改築委員会が出した報告と全く同じ内容のものだった。

つまり県が行っていた外部監査でも、その結論は、県立日本海病院と市立酒田病院の統合再編を勧めるものだったのだ。

もともとこの外部監査には、5つの県立病院の監査というよりも、庄内地区の自治体病院再編を行う狙いがあったとされる。

実際、県のこの外部監査報告には、特別に1項目を割いて、「庄内地区の県立・市立の病院統合再編」について取り上げている。

要するに、県の外部監査は最初から、庄内地区の自治体病院の統合再編ありきで動いていたフシがあったことがわかる。

その背景には、時代の要請があったという面も見逃せない。

県の外部監査が始まった当初というのは、時代は小泉純一郎内閣（2001～2006年）で構造改革の旋風が各地で吹き荒れていたちょうど終わりの頃。

そして外部監査の報告が出された当時の山形県知事は齋藤弘氏（任期2005～2009年）。齋藤氏は日銀出身で民間銀行に移ったという変わった経歴の持ち主で、小泉純一郎氏の信奉者でかつ、構造改革推進派だったとされる。その知事が就任早々、この統合再編を後押しした側面もあるだろう。

県の外部監査と市の外部委員会がともに庄内地区の県立病院と市立病院の統合再編を勧める報告を出したことで、実質的に県知事と市長がこの統合再編に同意したものと見なされた。

県と市　合意までの紆余曲折

実際に、県の外部監査報告が出された翌月、平成18年（2006年）9月には、県知事と市長は県立日本海病院と市立酒田病院の統合再編に合意をした。

もちろんこの合意までには紆余曲折があった。

外部の監査法人や委員会が当該自治体に統合再編を勧めたところで、実際の統合再編作業がすんなり進むわけでもない。

ただでさえ県の外部監査報告が出されるまでにはかなり時間を要していたし、その後の作業がスムーズに進むかどうかについても何の保証もない。

業を煮やした構造改革推進派の議員からは、この件が国会で取り上げられたこともあった。

衆議院の厚生労働委員会で質問をしたのは財務省出身で民主党の古川元久氏。民主党による政権交代（2009年9月）よりも前の頃だ。

古川氏は名指しで「国がいま国是として公的医療供給体制の再編統合を掲げているときに、庄内地区の事例、県立日本海病院と市立酒田病院の統合が進まないのはいったいどうしてか?」という趣旨の質問を行った。

この質問に応じた当時の川崎二郎・厚生労働大臣(任期2005~2006年)の答弁も奮っていた。曰く「わたしも議員とはまったく同様の意見です」。

国の監督官庁のトップによる、統合が進まないのはなぜか?という発言は、現場にはたいへんなプレッシャーとして作用した。

この答弁は特にメディアに大きく報道されるようなものでもなかったが、地方自治体の職員といえども関係省庁のトップ答弁は注意深くチェックしているはず。この答弁は県の担当者を十分、震え上がらせて余あるものだったことは想像に難くない。

その後、前述のように県知事と市長の合意がなされ、統合再編作業はその後、一気に短期間で進んでいくことになる。

当時のある関係者は「いろいろな場面で政治決断があったと思います。やはりその立場、立場での人間がちゃんと決断をしないと前に進まないということだったのでしょう」と当時を述懐している。

統合再編整備基本構想まとまる

両自治体トップの合意がなされた翌月（2006年10月）にはさっそく、県庁内に「北庄内医療整備推進室」が設置された。県職員5人、市職員2人で編成されたメンバーが、統合再編に向けて具体的な作業を行うことになった。平成19年度（2007年4月〜）からはこのセクションは県職員7人市職員4人に拡大。両自治体病院統合に向け具体的な作業を進めた。

もともとの病院の設立者が県と市という異なる行政機関であったため、各行政機関の意思決定が必要な上、県議会、市議会という二つの議会への対応も必要であったため、この手続きを含めた作業は煩雑を極めた。

しかしわずか半年後の平成19年（2007年）3月には「県・市病院統合再編協議会」から「統合再編整備基本構想」がまとめられ、一般にも公表された。

この公表を受けて、平成19年（2007年）3月31日に地元、山形新聞には以下のようなニュース記事が掲載された。

170床減など基本構想決める―酒田の病院統合

（2007年3月31日（土）山形新聞）

酒田市の県立日本海と市立酒田両病院の統合再編協議会が30日、県庁で開かれた。両病院の機能分担を明確化し、統合後の病床数を現在より計170床減などとする基本構想を決定した。今後は4月中旬以降、経営形態の在り方について方針を決め、2007年度内に診療体制なども含めた具体的な基本計画の策定へと進む。

齋藤弘知事と阿部寿一市長、両病院長ら運営委員が出席した。齋藤知事は「県と市の構想が同床異夢ではなかった」、阿部市長は「統合に対する市民の不安にも応えた内容だ」とした。新基本構想では、日本海病院は急性期対応として、3次救急や高度専門医療の機能を強化。新型救命救急センターを新設し、診療科は21科とする。市立酒田は現在の東棟を改修し、回復期対応として、内科と整形外科、リハビリ科に集約。地域の医療機関や福祉施設と連携した医療を担う。日本海は120床増、市立酒田は290床減で、統合後は計758床となる。

また、議会や地域説明会などで、診療待ちや入院待ちの増加を不安視する声があったことから、将来の患者数見込みや「来院から会計までの外来機能の見直し」などを明文化した。

独立行政法人化へ

この段階ではまだ、統合再編した病院をどういう形態で運営していくかは最終的には決まっていなかった。

公立病院の運営形態の変更は、前述の通り、「公立病院ガイドライン」で4つの形態が示されていた。

要は、史上で初めて県立と市立を統合再編する病院は、どういう経営形態に持っていくのが一番いいか、ということが第一に考えられなくてはいけないことだった。

しかし管轄範囲の規模が違う自治体、しかも一方の自治体が他方の自治体の中に存在するような自治体同士が、それぞれで運営する病院を統合再編する作業の難しさがつきまとった。

実体からいけば、この統合再編は、市立病院の方が県立病院を救済合併した形だ。だから市の管轄とする、ということは理に叶った考え方だ。

だがそうなると、県立のスタッフたちの離反は避けられない。なぜならやはり「県は市より上だ」といった意識がそこに属するスタッフたちのどこかに必ず潜んでいるからだ。

では逆に、県の管轄にすればどうか。

この統合再編はもとより市立酒田病院の方が積極的に動いて実現したものだ。それなのに「そのお株を県に奪われた」ということになると、今度は市立病院の方のスタッフが納得しない。

しかも医師の給与待遇面では、この時点では市立病院の方が県立病院よりも上だったからなおさらだ。

「自分の方が相手より上なのに」といった意識のまま仕事を続けられたり、「お株をとられた」などといった縄張り意識のままで仕事をされると、たとえ箱は統合再編されても、肝腎の人の統合再編が全く進んでいない、スタッフの人心が離れたままのいびつな病院経営になるのは目に見えていた。

これでは統合再編する意味がない。

統合再編する新しい病院は、全く新しい経営形態にする必要があった。

結局、統合再編した新しい病院は、県でも市でもなく、新しい制度である地方独立行政法人（非公務員型）による経営で行く方針が固まった。

基本構想が出された翌月、平成19年（2007年）4月には「経営形態に関する有識者委員会」から、新病院は地方独立行政法人で運営することが望ましいとの報告が出され、この方針はオーソライズされた。

統合再編した病院を地方独立行政法人で経営することは、実は、市立酒田病院長である栗谷義樹氏がずっと考えていたことでもあった。その理由は、前述したような人心面の難しさがあることを感じていたからであろう。

1年後の平成20年（2008年）4月、正式名称「地方独立行政法人　山形県・酒田市病院機構　日本海総合病院／酒田医療センター」は正式に発足した。

地方独立行政法人となった病院としては最初期の病院の1つである。もちろん、市立病院と県立病院を統合再編した「非公務員型」（＝一般地方独立行政法人）病院というのは、日本の病院の歴史上でも初めてのケースだった。

第4章

日本海総合病院の改革はなぜ成功しているのか

2病院の診療科目を調整　286床減少でスタート

平成20年（2008年）4月に設立、開設することが決まった「日本海総合病院」は、まずその間に旧市立酒田病院と旧県立日本海病院との間で、診療科目の調整をして機能分担を進めることが課題となった。

15診療科400床を持つ旧市立病院は、亜急性期・慢性期・回復期リハビリテーション用の入院施設に特化させることが、基本構想の協議の中である程度固められていったが、その方向に向けて走り出した。新しい病院の名称は「日本海総合病院・酒田医療センター」だ。

開設当初は7診療科（内科、消化器科、整形外科、神経科・精神科、産婦人科、放射線科、麻酔科）、235床（うち人間ドック3床）でスタートした。

その後、日本海総合病院との機能分担を一段と進め、平成22年（2010年）には一般病床全てを医療療養型病床へと一気に転換し、外来診療の受け付けを終了した。

最終的（2014年4月現在）には、医療療養型病床35床、回復期リハビリテーション病床79床の合計114床の入院医療に特化した病院となり現在に至る。

一方の25診療科528床を有した旧県立日本海病院の方は、急性期医療や、以前から庄内医療圏での整備の必要性が指摘されていた三次救急医療機能（救命救急センター）、それにガン治療などの高度先進医療に特化した総合病院を標榜することが決められた。

開設当初は25科に診療科を再編・整理して525床でスタート。

その後、救命救急センター24床を設置したり、酒田医療センターとの機能分担・集約化を進めるために増築・改修を新たに行った。最終的にはスタート当初より結局、約120床の増床となり、一般病床642床、感染病床4床の合計646床の病院となって現在に至っている。

これらの機能分担・病床調整によって最終的には、統合再編前に両病院合わせて928床あった病床数が760床へと、大幅に減少する形となった。

これらの具体的な統合再編作業を進めるために、両自治体・両病院からなる13のワーキンググループがつくられた。

病院の統合、診療科の移転等の周知に関しては、自治体広報誌紙や、両自治体と病院のホームページなどを広く活用したり、また「公開シンポジウム」を開催したりして周知に努めた。また酒田市では「出前講座」というイベントなど行い、より積極的にその周知を図った。

患者によっては、開設当初には2つの病院の両方で診療を受ける必要がある人も想定されていたことから、その利便性の向上のために、日本海総合病院と酒田医療センター間の約2・5キロメートルを結ぶ専用のシャトルバス（10人乗り）を運行させるなどの施策も行っている。

ところで、統合再編した新しい病院の名称に関しては、施設の規模が大きい方の県立病院の方からとったことは合理的な判断だっただろう。

また新しい病院の経営トップとなる理事長と、病院の院長には、市立酒田病院の院長だった栗谷義樹氏を充てることを決めたこともやはり、合理的な判断だったと言える。

栗谷氏に内々に白羽の矢が立ったのは、統合再編が決定した比較的早い時期だったと言われている。

地方独立行政法人の理事長の任命権は県知事にあるので、この決断を下したのは知事だったということになる。もちろん周辺への十分な調査、ヒアリングを行った結果を勘案してのものであったことは間違いない。

普通に考えるなら、知事としては県立病院の方に肩入れをしたくなるところだったろう。しかし県立病院の方は「不良債務」（詳細は後述）を出していた病院だったし、そもそもこの統合再編を積極的に進めたのは市立病院の方だったのだから、この決断は極めてまっとうな判断に基づく決断だったとも言える。

いずれにしても、この決断は、統合再編で出来た新しい病院を結果的に成功に導くことに繋がるものとなった。

設備を更新し、人を増やす

地方独立行政法人（非公務員型）の病院としてスタートした日本海総合病院だが、箱はあくまで作られただけのもの。

その良し悪しを左右するのは、いよいよトップの力量である。

そのトップに旧市立酒田病院時代に、実際に経営改善で腕を振るった栗谷氏を据えたことは結果的に日本海総合病院にとっては非常に良かった。

経営はトップが悪ければとたんに悪くなる。

民間では当たり前のことだが、地方公共団体のような行政機関になると少し様子が違ってくる。縦割り組織の中で組織運営の論理によってその組織間の調整に明け暮れ、経営責任の所在は次第に曖昧となり、明確な経営判断がないままに日常の業務が続けられていくことになる。

そこには、たとえば民間的なセンスによる「営業をする」といったような発想の概念はほとんど存在していない。

今ここにある事業体の経営を良くするにはどうすればいいか? 毎日のようにこのことを考えながら、課題に対する解決策や大がかりな投資に対して日々、迅速な決断を下すトップがいてこそ、経営は良くなるもの。

民間では当たり前のこうしたことさえ、これまでの自治体病院ではできなかった。

もちろん国民皆保険制度など、あくまで国の保健医療体制の範囲の中でこそ経営が可能である日本の医療機関には、大きく公益性、公共性が求められていることは改めて言うまでもない。

ましてや当初からその設備には公的な資金が大きく投じられている自治体病院に

あってはなおさらのことだ。

しかし、その運営の方法がいよいよ行き詰まりを見せている昨今、民間の知恵を導入する方向で改革が行われるのは、これまた当然の流れだろう。

医療はお金儲けのためのものではない。民間企業的な発想はいかがなものか？――そうした論議で改革の流れに対してクギを刺す「正論論者」は必ず存在する。

しかし、より良い医療サービスのための再投資をするためには必ず、剰余金を出してそれを新しいサービスに投資していかなくてはいけない。それでこそよりよい地域医療サービスのための医療のレベルアップが図れるのだ。

院長の栗谷氏はそのことを固く信じてこの改革に取り組んでいる。

もはや動き出したこの流れを後戻りさせることは難しい。

実は、日本海総合病院が平成20年（2008年）4月に発足スタートした当初は、医師数が以前よりも減った状態でのスタートだった。

平成15、16年（2003、2004年）には両病院合わせて115人いた医師は、110人弱でのスタートを余儀なくされた。やはり新しい運営形態の病院に不安を抱く人もいたのだろう。

しかし医師の減少はほんの一時的なものだった。なぜなら新しい病院は患者からの評判も極めて良いものだったからだ。

まず2つの病院の診療科を集約したことで、診療科ごとの医師数は当然、増加した。おおまかに見れば、外来、入院、検査、手術などの基本的な病院診療機能の全てが充実することに繋がった。

また統合再編したことで旧日本海病院の財務の改善が図られたことは大きかった。

統合直前、平成19年（2007年）度で旧市立酒田病院には内部留保が49億8000万円もあった。

統合再編した新病院はただちにこのキャッシュを運転資金として使えるメリットがあった。

地方独立行政法人となったことで、経営の意思決定が格段に早まったことも大きかった。これによって、県や市にいちいちお伺いを立てることなく、ハード面への投資を次々と行えるようになったからだ。このことは新しい病院にとって最も大きな効果をもたらすものだった。

まずハード面での改修・更新を積極的に行えるようになり、患者の利便性向上に繋がった。たとえば病院内にコンビニエンスストアやコーヒーショップなどを充実させたことで、病院利用者（患者さんとの家族、お見舞い、その他の訪問者）の満足度が向上し、地域からの評判も上がることになった。

ハイスペックな最新のＭＲＩ（磁気共鳴診断装置）やＰＥＴ／ＣＴ（陽電子放射断層撮影）など、先端医療機器も導入できるようになった。

平成２５年（２０１３年）８月には血管撮影装置を併設して循環器手術などに威力を発揮する「ハイブリッド手術室」も新たに設置した。

これらの施設・設備の充実は、結果的に人材面でもプラスに働くことになる。

平成２６年（２０１４年）４月現在の日本海総合病院の医師数は研修医約２５人を含めて１４１人。スタート当初より３０人も増えている。財務が改善されたことで積極的な設備投資ができるようになり、施設の充実が患者の評判を向上させる。患者の評判が向上すれば、医師も自然に集まってくる。

このように、病院の評判の向上こそが、いい医師を集めるための最大の条件となることは改めて言うまでもない。

累損一掃など財務面では公的支援メリットも

統合再編によって誕生した地方独立行政法人・非公務員型の日本で初めての病院となった日本海総合病院の経営が軌道に乗った理由は何か。

まず第一には、病院の設置・運営主体が変わったことで、すなわち地方自治体から経営形態が地方独立行政法人に変わるときに、思い切った財務内容の見直しができるメリットを最大限に生かしたことが大きかっただろう。

旧県立日本海病院は、平成5年（1993年）の設立当初から、その過大な設備への投資が災いして開設初年度以降、毎年、赤字が続く状況にあったのは先述の通り。病院債の毎年の元利償還だけでも約20億円にのぼっていた。この結果、累積欠損金（毎年の赤字（＝純損失）を積み上げた未処理欠損金）は統合前の平成17年（2005年）には106億円にも達していた。

実は、公立病院の設置者が変わるときには、固定資産の再評価を行うことで、それまでに溜まっていた欠損金を内部留保で帳消し出来る、という地方公営企業に独特の財務手法を使うことが可能だった。これは公営企業法施行令15条に定められているものだ。

このやり方を使って、実は、旧市立酒田病院は平成17年(2005年)の市町村合併のときに、約13億円あった欠損金を45億円以上と潤沢にあった内部留保の一部を使って消すことができていた。

問題は旧県立日本海病院の方。100億円を超える欠損金をいかに処理するか?

この解決のためのウルトラC策は、資産の再評価にあった。

日本海総合病院は地方独立行政法人になるときに固定資産の再評価を行っている。これも自治体病院は病院の設置者が全く変わる際には、固定資産の再評価を行うことができるという決まりを最大限に活用したものだった。

資産を再評価することによって、旧設置者時代の累損は一掃することが可能なのだ。しかもこれによって日本海総合病院は、旧県立・旧市立病院時代と比べて、2病院合計で総資産額が6億円も増える結果となった。

ただ統合再編において一番、頭を悩ませたのは、旧県立日本海病院には「不良債務」が発生していたことだった。

不良債務とは、これも公営企業に特有の会計処理の概念で、流動負債(未払金・一時借入金等）から流動資産（現金・預金・未収金等）と翌年度へ繰越すべき財源（翌年度への繰越事業へ充てるため、自由に使用できない）を単純に差し引いたものを指している。これが発生しているときは、当面の運転資金が現実に不足していることを示しているため、かなり深刻な状況である。一般企業だったら、金融機関からの借り入れもままならず、即、倒産という事態が普通だ。

旧県立日本海病院に不良債務が発生していた要因は、単に医業収益が悪かったということもあるが、それに加えて前述の通り、過大な初期投資（＝病院債の起債等）によって毎年の元利償還が重くのしかかっていたことも大きい。

統合再編直前の年の旧県立日本海病院の不良債務額は約25億円に達していた。

この問題に対しては、公的な支援によってカバーしてもらえることになった。国からの公的資金で、25億円分の「一般会計出資債」を県が起債して、この分を賄うことになったのだ。

また、5年間の期限付きで、病床を削減しても削減する前の単位で交付税の繰り入れを認める優遇措置を総務省がこの時期作ってくれたので、これも活用することにした。

さらに特別交付税で旧市立病院の解体費用を賄う措置がとられたので、これも活用した。

これらの優遇措置がとられたのは、この統合再編は国としても何とか成功させたいという意思が当初から働いていたことを示すものと言えるだろう。

これに加えて、旧県立・旧市立時代に起債された病院債の繰上償還が認められたため、平成20年（2008年）に12億8000万円に達していた利率6％という元利償還が重いものについては、残高を約6000万円にまで減らした。

こうして旧県立日本海病院の財務的な問題を一気に片付けることができたので、先述の通り、一方の旧市立酒田病院の方には潤沢にあった内部留保を直ちに運転資金として使うメリットをこの新しい独法病院は享受できたのである。

ところで地方独立行政法人 山形県・酒田市病院機構の各種の財務指標を統合再編前と統合後で比べて見れば、その改善ぶりは一目瞭然だ。

統合再編前の平成19年度と、平成25年度で比べると、例えば営業収益は旧県立・旧市立の2病院合算で141億7100万円だったものが、174億4800万円へと32億7700万円も増加。当期純利益は4億9100万円の赤字から

6億5200万円の黒字に転換している。

事前に看護師を移籍し「7対1看護」を取得

財務面・資金面の問題はこのような手段によって次々と解決ができたが、問題は人である。

統合前の平成19年（2007年）には既に、統合再編が決まっていたため、旧市立酒田病院は旧県立日本海病院へ、看護師を一度に大量に移籍することを実施していた。

これは平成18年（2006年）度の診療報酬改定で導入された「7対1看護」の施設基準を日本海病院の方で取るための、統合再編後の新しい病院の体制のことを念頭に入れての対応策だった。

7対1とは、一般病床の入院患者7人につき常勤看護師1人が居る病院の体制のことを指す。従来は「15対1」、「13対1」、「10対1」——という3区分だった。1人の看護師が看る患者数が少ないほど、全病院での看護師数は多く必要となるが、診療報酬は当然その分、厚くなる。

統合再編後、旧市立病院にいた職員は全員が地方独立行政法人の職員になった。

一方、旧県立病院に勤めていた医療職1（医師）以外の医療職2（検査技師、薬剤師、理学療法士等）、医療職3（看護師、准看護師）は、移行期間である3年の間に、県に戻るか、法人に残るかの選択をできるようにした。

平成20年（2008年）、統合再編当初に医療職2、3を含む病院職員へ、意向調査を行ったところ、県に戻る意思を表明した人は、何と90％以上に達していた。

彼らにしてみれば、一般地方独立行政法人（非公務員型）などという新たにできたばかりのよくわからない経営体の職員になるよりも、それは慣れ親しんだ県に戻ったほうがいいと考えるのは、当然だったろう。

しかし実際にその通りに職員がいなくなったら新しい病院はたいへんなことになっていた。特に庄内医療圏は看護師が慢性的に不足しているとされる地域であったから、ここで看護師が一度にいなくなったら新しい人を採用するのも難しい状況。病院はたちどころに経営が立ち行かなくなる懸念が急浮上した。当時の日本海総合病院の看護部長はこの事態をたいへん憂慮していたと言われる。

職員への意向調査は年に1度実施された。ところが、この職員の意識は時を経過するごとにみるみる変化。県に戻りたいという職員の割合は時を経過するごとに下がり、平成22年（2010年）6月、最終的には県からの派遣職員409人中、7割近い266人が法人に残る意思を表明した。

ただ266人ではまだ職員は足りなかった。

県が最大2年間の移行期間の延長を決めてくれたので、派遣職員の在籍期間を多少先まで伸ばすことができたのは息継ぎになったが、その間に独自に人を採用する必要に迫られた。

幸いなことに新しい病院は前述の通り評判が非常に高かった。人の採用には困らなかったのだ。毎年、約40人の看護師を新規に採用することができた。この地域の他の病院が看護師不足に悩み採用に四苦八苦している中、日本海総合病院は平成26年（2014年）度には看護師採用の競争倍率が約2倍という結果が出るほどだった。

新しい独法病院は単純に数字を見ても雇用機会の創出を実現していることがわかる。

統合再編前の平成19年（2007年）には旧県立・旧市立合わせて、正職員

938人、臨時職員174人、委託職員235人、病院内出店勤務者23人の合計1370人が働いていた。これが、第一期中期計画が終了した平成24年（2012年）には、正職員889人、臨時職員253人、委託職員326人、病院内出店勤務者36人の合計1504人となっていた。

雇用形態はどうあれ、134人の雇用を創出したことは間違いのない事実だ。

成否を決めた労組との関係

日本海総合病院の統合再編の成否を決めたものの一つに、各病院の労組との関係もある。

旧市立病院の労組は、共産党系とされる医労連（日本医療労働組合連合会）が主体。一方の旧県立病院の労組は、自治労（全日本自治体労働組合）系の県職員労働組合だ。県職労と自治労は最初、この統合再編には反対の立場だった。ただ県職労としても、この病院の統合再編に対しては、さほど強硬な反対運動を展開するというほどではなかった。

山形県は自治労が比較的強い力を持っている地域だとされる。西の奈良県、東の山形県と昔から言われていたほどの地域だ。

自治労は民主党や社民党の支持母体の一つだが、現在の吉村美栄子知事は一応は超党派とされているものの、初めて知事選に当選した平成21年（2009年）の選挙では、自治労系の県職労及び社民党が支持をしていたという背景がある。

自治労及び県職労は、吉村知事の誕生で、野党的立場から運営に責任を持たなくてはならない立場になった、ということが言えるかも知れない。

一方の医労連の方は、特にこの病院の統合再編に対しては反対を表明したことはなかった。同じ市立酒田病院で医療スタッフとしてやってきた院長の栗谷氏を逆に支持していくという立場をとった。

幸い、統合再編がうまくいっていることから、今では自治労・県職労側もこの地方独立行政法人に支持の立場をとっている。一方で、法人との距離をやや置き始めているのが医労連系の方だと言われる。

いずれにしても日本海総合病院には現在、この2つの労組が存在しており、その調整には神経を使うことだろう。

労組の強硬な反対によっては現場の人心が離れ、統合再編された新しい病院の経営がたちまち悪化する可能性はいまでもある。

難しい労組との関係をうまくまとめているのはやはり、栗谷氏の経営手腕だといえるだろう。

地域住民への浸透を図る

統合再編した新病院では、2つの病院で診療科の再編・集約を行ったために、患者によっては病院が変わることで不便がかかることから、スタート当初、ある程度の苦情の声が患者から上がることを覚悟していた。ところが大きな混乱は一つも生じることなく新しい病院はスタートできた。

地域住民の理解を得るために、前述のように県と市が統合再編前に様々なシンポジウムや講座、説明会を開いて、新しい病院の浸透を図ったことも、この混乱のないスタートに寄与しているだろう。

県と市の共催事業で開催した「市民公開シンポジウム」には約350人の市民が参

加した。

平成19年（2007年）度末までに合計22回開かれた酒田市の「出前講座」には、延べ823人が参加。このほか酒田市が延べ17回開催した、25地区のコミュニティ振興会・地域協議会を対象にした「酒田市総合計画まちづくり意見交換会」では、統合された新しい病院の経営形態について説明が行われ、延べ434人が参加した。

もちろん両病院合わせて1000人を越す職員への説明は大事で、職員説明会は延べ6回開催、805人が参加した。

こうした取り組みは統合再編される新しい病院に対する地域住民への浸透を促すことになった。

またこれらのシンポジウムや説明会の場面では、市民からの意見や反応で、統合再編される新しい病院には、特に診療科目の充実などに関して高い期待と関心が寄せられた。

日本海総合病院は前述の通り、概して統合再編前の旧県立日本海病院と比べて、診療内容や病院全体の機能が充実した。

結果的にこれが地域住民へのサービス向上に結び付いている。この事実は各種の経営指標が改善されたことが裏付けている。

加えて、病院の経営改善に大きく貢献しているものがある。

それは別章で取り上げた市立酒田病院時代に栗谷義樹院長が院内に設置した「業務改善委員会」の存在だ。

この組織は、業務のワークフローを見直すために設置された委員会で、旧市立病院と旧県立病院の経営の違いを端的に示す取り組みの一つになったもの。日本海総合病院にもこれが引き継がれた。

業務改善委員会を設けることで、病院の日常業務の中で生じる様々な諸課題に対して迅速な把握が可能になる。またその諸課題に対して的確に対応できる。

特に業種間の垣根を越えて出てくるような課題に対して解決策を講じる上でこの組織は威力を発揮する。これが旧市立病院時代に得た経験だった。

この組織を新しい病院に導入したことは大きかった。なぜなら、この委員会は組織全体に変化をもたらす効果を持っていたからだ。

これによって経営そのもののスピード感が格段に増した。

同じ仕事でも、公務員と非公務員では性格が大きく異なるのは、やはりこのスピード感の違いによるところが大きい。

そして病院の運営形態が独法に移行して最も大きく変化したことの一つは、患者動向に合わせた柔軟な人員配置や弾力的な予算執行を行えるようになったことだった。これは即ち、病院経営におけるほぼ全ての軸足がより一層〝患者目線〟に近づいたことを表している。

むすび

同一医療圏内にある旧県立と旧市立という、２つの違った行政区分の地方自治体が設置する病院の統合再編。それによって誕生した全国で初めての地方独立行政法人（非公務員型）経営による新しい病院。

こうした背景と横顔を持つ日本海総合病院は、短期的には、全国一様に厳しい状況に陥っている地方自治体財政と、その財政問題の大きな課題の一つであるところの自治体病院の経営の立て直し、という２つの課題に対して、新しい角度からの挑戦として全国的に注目されるものだった。

ここでは第一に、２つの病院間の医療機能の分担、さらに（過剰）病床の調整のための病床数削減という、庄内医療圏が抱えていた２つの課題に対して同時に解決を図ることができたことが、大きな成果だったと言えるだろう。

結果的に病床当たりの医師数、看護師は増えることになり、医療スタッフの過重労働の軽減というメリットももたらしている。

この結果、周辺医療機関への支援も可能となり、地域医療全体の機能の底上げにも繋がっている。

さらには、従来から指摘されていたこの地域での救急医療体制の充実に関しても、平成23年（2011年）4月の「救命救急センター」の開設等によってその課題を解決。また、独法化によって、迅速な経営判断や豊富な内部留保を機動的に活用できるようになり、施設、設備の充実が図られてきた。

こうして日本海総合病院が、地域医療の水準向上に大きく貢献する病院としての機能と役割を果たしていることは、この難しい統合再編が現段階では成功していることを物語る証左となるものであろう。

一方で、予算面や運営面その他の細目に亘る部分では、県と市、それに法人という3つの異なる団体が関連することで生じる調整面での難しさなどが課題として残っていることも指摘されている。

しかしこれも、地方独立行政法人化による経営の迅速化、より自主的、弾力的な経営ができるメリットを限りなく最大限に生かしていくことこそが、全ての課題を解決するための一番の近道であるということを関係自治体を含む全ての関係者が確認することが大事なことだと思われる。

問題は、この成果が長期的に続くものなのかどうかだ。

日本は平成18年（2006年）をピークに人口減少社会に突入している。2040年までに人口が半減する自治体が896に及ぶ、という衝撃予測（いわゆる「増田レポート」）も出されている。今後、よほど人口増に寄与する政策が国によって打ち出されない限り、直ちにこの傾向に歯止めがかかることはあり得ない。

この流れから、大都市への人口集中と地方の人口減少、地方と中央の格差の拡大も今後、ますます進むだろう。

これからのこうした環境下で、地方にある病院の経営は今後ますます、厳しさを増していくことは目に見えている。

人口減少化の懸念のある自治体は正に、これからが死活問題、正念場ということになる。


（文責　『財界』編集部・畑山崇浩）

【資料編】〈以下の委員会は実質的に統合再編の検討委員会だった。その重要性に鑑みここに一部を省略して掲載します〉

市立酒田病院改築外部委員会（第1回）会議録

平成17年6月24日（金）午後1時30分　開会

（開会）

佐藤事務部長　委員のメンバーは後ほど紹介いたしますが、その前に院長よりここに至った経過と主旨を交えて、まずあいさつをさせていただきます。お願いします。

（あいさつ）

栗谷義樹院長　病院長の栗谷でございます。本日は遠いところお越しいただきまして本当にありがとうございます。

全国的規模のいろいろな団体機関のオピニオンリーダーとして、ご活躍されているお忙しい方々に委員をお引き受けいただくという事は、本当に心苦しかったのですけれど、本日私ども、なぜ無理をしてお願いにあがったかということにつきまして、おいおい資料と経過説明を事務局からもかいつまんで、お話いたします。

今回われわれは市立酒田病院の改築に向かうという判断をしたわけですけれども、それに至るまでいろいろな紆余曲折もありました。最終的にはそのような判断をせざるを得なかったという状態で現在に至っています。ただ私どもは、市立病院の過去、現在、未来に対して責任を負う立場ですので、私どもの改築するという判断が当節の社会的な道義性に照らして、妥当なものかどうかを、いろいろな関係団体のリーダーの方々、そして地域医療計画を策定する立場の山形県にお集まりいただいてご意見を伺い、私どもの考えが妥当なものであるかどうかご判断いただきたいということが一番の目的でございます。

私どもも課題をたくさん抱えておりますし、それはおいおい今後の協議を通じて皆様からご批判いただければよいと基本的に思っていますが、私どもも私どもなりに懸命に努力してまいりました。どんな仕事をしている人間もそうだと思いますが、より努力をしているところがより生き残れる可能性が高く、そして世間からそれに見合った評価をいただくことに対し、そういう蓋然性に素朴な信頼を抱いているから、みんな仕事を継続できると考えています。私どもの努力にむろん万般の自信があるというわけではございませんが、今後の資料、あるいは経過説明等を通じて、委員の皆様から適切なご判断をいただき、それを病院開設者、議会、そして山形県の地域医療計画を策定する立場の県に対して答申を出していただき、それで最終的に私どもが進むべき道を判断したいと考えています。忌憚の無い意見をたくさん頂戴し、私どもが今後進むべき道をご教示いただければ大変に幸いだと思っております。どうかよろしくお願いをいたします。

（委員紹介）（委員長の選任）（資料説明）　佐藤事務部長

（質疑及び意見交換）

長隆委員長　ただいまの事務局の説明についてご質問、ご意見を頂戴したいと思います。アドバイザーの澤先生からもどうぞ、ご遠慮なくご発言をお願いいたします。私からお願いしてあった追加資料の「修正収支比率」を説明してください。

阿蘇輝雄管理課長　こちらの方も地方公営企業年鑑から取りましたけれども、一段目二段目、真ん中から上が市立酒田病院になっていまして、半分より下が県立日本海病院です。通常の医業収益、医業費用、給与費とありますが右側の方に網掛けになっているところ、先程、部長が説明した資料の中にもありますが、そちらの方から3条の繰入金を除いた実際の医業収支比率と人件費の比率を出しています。

酒田病院の16年度は92・2％の医業収支比率ということで、100円をかけて92円回収できたことになります。県立日本海病院は平成15年度69・8％とかなり低い医業収支比率です。一方、人件費比率は医業収益に占める人件費の割合ですが、本院（酒田病院）は50％台で推移していますが、日本海病院は60％台で、15年度は75・6％という数値です。

参考までに以上です。

長隆委員長　山形県が「全適」になったのはいつ頃だったですか。

小山田惠委員　3年前です。

長隆委員長　平成15年ということですね。全適にしたから良いというものではないということですね。全適にしたから良くなったのかと思っていたが、だめなんですね。改革した振りをしただけといわざるを得ません。数値が良くないです。

それから、私の方から追加資料をお願いします。県立各病院の財務内容の公開が十分ではありません。県立病院ごとの内容を資料提供をお願いします。県立病院ごとの不良債務、繰損（繰越損失金）の状況を明らかにした資料を出してください。

小山田惠委員　その資料はあります。私も使います。

長隆委員長　何故かここには出てないですね。あなた方は入手できないのでしょうけれど。後で会長に見せていただいて次回までに提出してください。

小山田惠委員　事務所に電話して送ってくれと言えば。3月に県立病院の見直しの時に山形で話したのです。そのときに資料を作りました。ですからそのときのやつでも結構ですし、もっと新しい、16年度のものもあればそれを出してくださいと言えばやります。

長隆委員長　私からまず質問をさせてもらいます。酒田市から県への要望、主旨はいいと思います。ただ、「一部事務組合」（複数の地方公共団体などが共同で設立する組織）を設立という要望は結構ですが、現実的に可能だとは思えません。理由は累積欠損が１００億円を超えるような県立日本海病院、更に不良債務が私の推定だとかなりある、そういう病院と、老朽化しているが財務内容が極めてよろしい市立酒田病院が何対いくつで事務組合を作るのでしょうか。一体の、一つの病院事業として債務の返済をしていくことができるのでしょうか。

日本海病院は１５０億円くらいの債務があるのではないかと推定しています。その半分を事務組合を作ったら酒田市が追加負担するということの合意を得られるのか。事務組合設立というけれど、実際に財政負担等を伴うので、債務負担割合は、普通は三井住友銀行の合併ではないですが、財務内容、収益性を加味して決まるのです。一般的には対等、高知県と高知市は対等ですね。高知は人件費比率が８５％のようですが、そういう問題を解決しないで簡単に一部事務組合という話はあり得ないと思います。

次回までに県と協議されてそういうことがそもそも理論的に可能なのかどうか回答をお願いしたい、資料をもとにして。

久道先生が今日はお出になっていないので残念ですが、次回から日程合わせて出てくださるそうですから是非、宮城県の先端的事例をお伺いしたい。

一般会計からの繰り出しは合理的に、事前に開示され、事後に評価される仕組みなくして、パートナーシップを組むなんてことはあり得ない。ですから、このように簡単に県に要望すること自体が問題だとまず申し上げます。論理性に欠けるのではないか。②はいいと思いますが、どちらが管理者になろうと一向に構わないでしょうが。次にここにおじゃまする前にいろいろ考えたことを私見ですが申し上げますが、マスタープランはすばらしい案だと思います。ただし、やはり着工の時点において繰損が完全に解消されていること、不良債務がないこと、これが条件になる。要するに過去の建築に伴う減価償却費の累積、繰損は、それはどのようなことがあっても弁済しなければいけないという認識は持つべきだと。持っていると思いますけど。

ですから、解消されないで合弁してやることはあり得ないと思います。事務組合作って一般会計からの借金が無くなることはあり得ない。病院が別法人に移って借入金の返済だけは続けるということが県民、市民の理解が得られるかということも含めて論理的な説明を次回出してほしい。県ともよく相談してほしい。合弁、合弁と言うけれど数字的なものをですね。説明が必要。

それから、本院が独自におやりになる報告については、追って何回か審議させてもらいますが、相当多額な地方交付税、借金しておやりになるわけでしょう。債務の弁済が病院収支で合理的に返済できるかどうかが第三者に評価されなければいけない。例えば本委員会とか、あるいはコンサルタントとか客観的な証明が必要でしょう。

さらに今後、非常に重要になると思いますが、厚労省が来年の通常国会に出す認定医療法人については、継続企業の保証が必要だとされるでしょう。外部監査が必要だということも明確に打ち出していることも参考にしてください。

山形県は分かりませんが、多くの県市で退職引当金の設定がないところが多い。長期経営計画から見て、退職引当金の繰り入れはきちんとやっているかどうか。団塊の世代が退職を迎えて退職金が払えるかどうか。要するに破綻にならないかどうか。正直言って日本海病院はいま既に財政破綻していると思います。今のところ県の力で支えていると見ています。いずれにしても継続企業の保証が必要だと思います。住民の支持を得るためには。だからおやりになるのは結構ですが、厚労省は官公立、民間共に継続企業の保証を求めているという制度を強く期待していると思われます。ところで、建設費は1床あたり3000万円くらいですか。

佐藤事務部長　4000万円くらいです。

長隆委員長　目をむくような高い値段だということをまず申し上げておきます。民間と比較した場合です。総合病院の平均的な坪単価は65万円を割っているのではないか。仕様で標準的な建設費がそうなることは、大いに見直して欲しい。県立日本海病院がなぜ苦しんでいるか。あの病院に200億円ですか、かけるからです。500床ですか。

佐藤事務部長　528床です。

長隆委員長　民間の場合1床1000万円から1200万円くらいです。ごく普通で。徳洲会だと700万から800万円でしょう。酒田病院は築何年ですか。

佐藤事務部長　36年。

長隆委員長　36年なのに配管が腐ってしまって。そもそもそんなに長く持つようなものを作る必要はない。廊下幅も30年先に厚労省がどう方針を変えるかわからないですから。今の2倍くらい廊下幅が必要になるのかもしれないし。徳洲会ではないけれど、せいぜい20年もてばいい、という感覚で安く、一方、人材にお金を思い切って掛けるべきだと思います。建設コストについては、審議をこれからしますが、信じられない高い値段だということを申し上げておきます。

佐賀関町立病院は120床を地方債の起債を許可していただいたとき、50億円でやる予定でした。それが民設民営になって14億円で竣工します。是非現場を見に行ってほしい。やればできるんだと。ですからいま非常に業績のいい酒田病院が永遠に続くかどうか、今のこの資料を見てみましたらドクター体制が非常に厳しい現実がありますね。今この連携が成立しなければ医師がいなくなってしまうことはないか。医師が来なくなる状況でうまくいかなくなった場合、この業績も続かないのではないか。医師がいるから一定の収入が得られると思います。そういう悲惨な状況が将来あり得る。そんな中で、箱に金をかけるということはいかがなものか。

かける場合も今までと違った形で、思い切ってコストを安くし、極端に言えば仮に350床なら350床で本体工事だけで7、80億円とか、このくらいでできる道はある。徳洲会の病院などを見に行った方がいいです。ちょっとさわるとペコペコしていますが、しかし患者の数はすごい。患者さんに選ばれています。

先週、岸和田を見に行ってきましたが、流行っています。岸和田近くの市民病院の院長と市長に会いました。徳洲会が余りに人件費比率が低いのでみんな辞めてしまいますよ、と言っていました。しかし住民の支持がある。

小山田惠委員　今の長先生のお話の中で、建設形態については後ほど申し上げますが、建設費だけ取り上げると、起債でやります、その認可は総務省です、このデータだと病院を建てるのに150~160億円。このままでは、通らないと思うのです。

松本庄内支庁保健企画課長　ちょっとわかりませんが。

小山田惠委員　通らないだろうというのは、起債の理由が明確でないといけないからです。自己資金の方はどうなっていますか?

長隆委員長　預金の30億円とは違うのですか?

佐藤事務部長　建設基金はもうすでに10億円あります。

長隆委員長　その他に預金が３５億円？

松本企画調整部長　一般会計に１０億円、基金であります。企業会計で内部留保が３５億円の現金を持っています。

小山田惠委員　企業債を頼む場合、県を通して、県がＯＫということになったら総務省にいくわけです。総務省では県がＯＫしたからＯＫということはない。今は、本当にこれで病院経営がやっていけるかどうかを検討します。そうすると、同じ地域内で非常に、患者も少なくなっている、経営も悪い病院もある。これで将来、この病院が先のことを考えた場合、周辺から見て、果たして償還できるかという検討も入る。隣の方はどうかということになり、このままでは通らない。厳しいと思います。

長隆委員長　それはそうでしょう。

小山田惠委員　そうしますと、まず県の段階はそんなことはない。

長隆委員長　自分のところがあんな調子ですから。人のところはノーと言えないでしょう。

小山田惠委員　その時、将来に向けて向こうの病院との関係とか連携、それがあるという担保があれば、可能のようです。

長隆委員長　何を担保にするのですか？

小山田惠委員　連携をしていきますと。機能分担ですね。そうしますと、例えば向こうのベッド数はどうだ、こちらのベッド数はどうだと、内容がどのような連携というか医療機能の特化、向こうが何をして、こっちが何をするかということがないと、なかなか認可しづらい。両方の病院が両立しうることはできないようなデータですね将来。そうした背景があります。

ですからまず差し当たってお金をどこから出すか、その時に総務省が認可するかどうかは、非常に疑問だと思う。いま言いましたように、どんどん経営もうまくいってくる、患者の需要にも応えていくならいいけれど、この二次医療圏の中でそれはあり得ないデータですね、両方合併しても。

必要な需要がどのくらいかは簡単に出ます。それに対して、向こうの今持っている病床、職員数、こちらの持っている病床。将来必ず減ってくると思います。将来さらに減る状況の時、お金を160億、150億円出すか、これは疑問だと思います。お金の面からだけですが。

ついでだから原則的なことを申しますと、県立も市立も自治体病院です。こういうとき、ある程度医療が完結しなければならない地域で2つの自治体病院が共存することはなかなか難しい。原則的には統合、合体することしかない。

それを進めるべきだということと、2番目に職員、特に医師ですね、一つの自治体、一つの自治体病院が医師の確保を継続していくことは難しい。仮に市立病院だけが残って向こうがなくなった場合、医師の確保がどうかがあります。その検討が必要だと思います。

3番目は職員です。合併すれば職員の数を少なくする形になります。病床も少なくすると職員の数も少なくなりますが、今いる職員の身分は絶対に保証する。この3条件が2つ以上、自治体病院が統合するにあたって絶対必要だというのが原則です。

ただ最初の統合ということが本当に可能かどうかが、今日の資料ではまだわからない。統合というのは両者が、しっかりやろうと言ったとき始まるので、そうした動きが2つの病院間でどの程度できているかが前提になります。このままではやっていけないだろうというのは片方だけの医師の考え方ですか。それとも両方の医師ですか。

栗谷義樹委員　片方だけではありません。両方の。

小山田惠委員　そうするとほとんどの人は。

栗谷義樹委員　現場の人間は同じ意識を持っている。

小山田惠委員　ですからそういったことで、統合ということを両者間で進めていくことが必要です。ただその時に行政の方では動けないと思うのです。例えば県立病院のことを考えた場合、5つある県立病院の1つをこちらと合併する。一部事務組合にするとか言ったら、これは大きな問題になると思う。そう簡単には話が進まないだろうと思います。

栗谷義樹委員　ああ、無理ですか。

小山田惠委員　無理だと思います。県立病院、日本海病院を作るとき、なぜ必要かという議論があったわけですから。

4つあった病院に、一つ加える形で作ったわけです。それを今離してしまうことはあり得ないのではないでしょうか。これは政治的にも、何ともならないのではないでしょうか。ただし市立病院はやめる。そして県立病院やって下さいと言うなら県はイヤとは言わない、だけど、それを一つだけ下さい、そしてこちらと一緒になって一部事務組合で、ということになったら、これは難しい。その辺の合意というか、県の方はノーと言っていることは、そういう認識があるのではないかと思います。

長隆委員長　これくらいはっきり言う県はめずらしいですね。国の方針に反してこれだけはっきり言うのはたいしたものだ。信じられないくらいです。本当ですか、こんなこと言っているのは。これは本物なのですか。

佐藤事務部長　松本部長と2人で説明を受けたものです。

長隆委員長　そもそもこれ公文書ですか。

松本保健企画課長　公文書ではないと思いますが、説明に来た課長がこれを持って来て、これで知事の了解を得ましたということで、われわれお話しを伺っています。

小山田恵委員　その理由はどういうところですか。

佐藤事務部長　会長（小山田委員）が今おっしゃったようなことも十分あると思います。開設して10年ちょっとなのに今のような形態での一部事務組合を作ることは不可能ということでした。それから荘内病院も最近できたこともあり、庄内エリア全体を考えたらここだけで一部事務組合ということはない、ということも言われています。

長隆委員長　庄内二次医療圏全体というのは、どのくらいの広さでどういう状況にあるのですか。

松本保健企画課長　人口が33万人。

長隆委員長　いちばん最初の資料。

松本保健企画課長　2市3町。

長隆委員長　県の公文書だとすると、二次医療圏全体の役割分担をどう想定しているのですか。単に酒田市が言ったからノーと言うのではないでしょう。例えば鶴岡市とか、ずいぶん広いですね。役割分担というのはどういうことを考えているのか。その具体的説明があったのでしょうね。

佐藤事務部長　鶴岡市のこともずいぶん気にされているようです。

長隆委員長　鶴岡にも公立病院があるのですか?

佐藤事務部長　市立荘内病院があります。

長隆委員長　県がそれも一緒に面倒見るということですか?

佐藤事務部長　一部事務組合をその二次医療圏の中で作るとすればですね。そういった形態も鶴岡市に気を遣っているようでした。

長隆委員長　仲間はずれしないという親心ですね。

栗谷義樹委員　少し、言っていることがどういう意味なのかよくわからないのですが。庄内2次医療圏の中でどういう医療をしようということは具体的に何も話していない。

長隆委員長　ああ、推定ですね。

栗谷義樹委員　それがわからなければ何の話だかイメージできない。それを説明してもらわないといけないですよね。具体的にどういうことを指しているのか。

長隆委員長　県がノーと言うのは非常に重いですね。県の方針の根拠が明確でないと検討できない。ノーという根拠は？　それぞれ具体的な青写真があるかですね。それを本委員会では研究しなければいけません。

論理性があるかどうか。市立酒田病院、鶴岡市立荘内病院、そういうものを全体として役割分担をどう考えているのですか？

佐藤事務部長　そこは突っ込んでお話しがあったわけではありませんでした。

長隆委員長　それは突っ込んだ方がいいと思いますよ。重大なことですからね。ちゃんと聞いて下さい。だから、私は昨年の3省の会議で山形県の置賜について批判したのはそういうことです。

役割分担ができていないではないかということを明確に申し上げました。役割分担を置賜で実行したとは認めがたいと私は申し上げた、本省の会議で。山形県の部長か課長もいました。そう申し上げたのは去年の暮れです。この公文書が出たのは今年の5月で、本物であれば、正確に答えてもらいたいですね。置賜で役割分担がキッチリできたという認識にたって、今回ノーといったんですかね。

栗谷義樹委員　病院を経営するという立場から考えれば、連携とか機能分担というものはどういうことを指しているのか具体的に言っていないわけです。

急性期医療機関同士の連携、分担なんて現実にはきれい事です。経営を考えれば連携、機能分担、そんなこと信用して急性期病院を運用している院長なんていません。

現実は経営に利する業務の取り込みをいかにして図るかの競争が現実の姿です。そのことを無視して連携と言ったって誰も信用しないし、腹の中じゃ違うこと考えながらやっています。そんな建前話では何も進まないと思うんです。

いま言っている連携というのは、急性期と亜急性期、療養型、慢性期とそれから介護、しばしば福祉というものまで入ると思う。日本海病院であれ、市立病院であれ、いま言ったような医療サービスあるいは医療関連サービスが全部一緒くたに一つの病院につめ込まれているのが実態です。それを行政指導、政治主導で変えていかなければならないはずでしょう。今やらなければならないことは継ぎ目のない、シームレスな医療、医療関連サービスを提供する為にどんなインフラ整備をして、どんな整理をしていくかではないですか。それなのに全然違う話がされている。

小山田恵委員　県がそこまで考えて、これをやりなさい、こうやるんだということは言わないです。結局、現場でどこの病院もこの病院もこの地域で、何が必要か、そして2つの病院が成り立っていくためにはどういう棲み分けをしたらいいか、あるいは1つになったときにはどうなのかを、現場で考えなくてはならないと思います。

栗谷義樹委員　それはおっしゃる通りです。でも、それができるのは正確な事業評価をするからではないですか。正確な事業評価があって初めて、税をどのように再配分するかという政策がでてくるはずで、そのことがまさしく政治の役割であって、行政の役割ではないですか。でもそれがやられてないから、こんな風になっている。

小山田恵委員　恐らくそうなのですが、ただこの病院の経営だけ考えますと、向こうの病院の経営とこちらの病院の経営の面から、将来、10年後20年後あるいはその後、経営が成り立つにはどうしたらよいかを考えれば、あなたの方はこういうことをやったらどうですか、こっちもこうやると両方とも成り立っていくという合意があって、この医療圏の中の医療の質を高めていくことに繋がれば一番いいわけです。

現場としては、経営の面から切り込んでいかなければならないと思うのです。たとえばこの診療科はそちら、この診療科はこちらとやっていけば統合が進んでいく。

長隆委員長　簡単にできないでしょう。

小山田惠委員　できないと思いますよ。統合後の理念はそれは絶対いいですけれど、一部組合ということでやると、さっきのような理由でノーがでてくるわけです。

栗谷義樹委員　これはあくまでも酒田市の立場に立った提案なわけで、不都合だったら理由を示して説明して下さればいいだけの話だと思うのです。別に一部事務組合でなくていいわけですから、健全な医療提供体制が再構築されて、しかも経営的にうまくいって税を正しく使われることに結びつけばいい話です。だって、その計画を示すのはそもそも地域医療計画を策定していらっしゃるところのはずじゃないですか。一酒田市が言うべきことではないでしょう、本来なら。

長隆委員長　今の会長（小山田委員）の案は、現実的で落としどころだと思うのです。小児科と周産期医療は県でやってくれと。しかし誰が裁定するのか。会長が裁定してくれればいいのですが。採算のいいのはわがほうがやるとか。そういう調整をですね、それはやはり、この委員会がやるのかです。

小山田恵委員　ただ、この委員会の目的は市立酒田病院の再建をどうするかですよね。

栗谷義樹委員　改築を、です。

小山田恵委員　改築ですから、これは統合を前提としてやるわけにはいかない。向こうの考えもあるわけですから。県と市では何ともならないと思うのです。

県は建前もあるし、市はもう今建てなければならない事情がありますから、何とか病院と病院の間で、医師のフォーラムみたいな形で協調の雰囲気をここで醸成できないか。将来は統合の空気が出てくるとしても。

栗谷義樹委員　そうです。

小山田恵委員　市立病院がどういう病院を作るかは当然、向こうだって関心あるわけです。将来統合を目指しながら、いま建てる場合どういう診療科で、何床必要かは向こうだって話に乗ってきますよ。そうした積み重ねの上で、行政の方に行ってこれでやったらどうか、とやらないと、行政は動かないです。そこから上げていかなければだめではないですか。

栗谷義樹委員　世の中をよく知らないガサツな言い回しになってしまうのはご勘弁いただきたいのですが、現場の人間として考えるのは、権限も予算も持っている行政がこうなる前にきちんと判断すべきじゃないかということです。

現場の人間は日本海病院であれ、市立病院であれ、いい医療をしたいという素朴な意欲も理念も持っているわけです。それがなぜ現場に権限が下りてこないのか。あえて権限と申し上げますけど、そのことがすべての背景にあって、こんなことで悩まなければいけないのではないかと。

経営能力、人事管理能力に疎いところが権限を持っているからおかしなことになっているのではないかと現場の人間としては思うわけです。これは必要な権限を現場に取り戻すための話だと思っています。だから、病院と病院の対立の図式ではなく、地域の中で完結する医療ネットワークをどう作るかをもっと現場の人間に考えさせて欲しい、行政はそのための支援をして欲しいと考えているわけです。

現に経営的にも一定の結果を出して患者さんも増えているわけですから、喜ばれていることは間違いない訳です。そのことになぜ支援してくれないのだろうと、いやそれだと受けられないだろうという話で門前払いを食うと今まで何のためにやってきたのか途方に暮れてしまうしかない。

小山田惠委員　それが経営の形態とか何かということになるとですね、お互いの病院が、2つの病院が成り立っていく、そして将来には統合ということを視野に入れながらやっていくという手段を組んでいくためには、両方の病院が本当に将来を見据えたものを構築しなくてはならない。これは行政ではできないのです。なので、できればですね、両方の立場の人が入って日本海病院との関係の今後のあり方についての合意が絶対必要なのです。合意ができたら行政にあげる。そうすると行政がノーと言えないのです。

長隆委員長　県自体が破綻直前の状態ですからね。病院事業にこれ以上資金を突っ込むことは来年から無理でしょう。県自体が再建団体になると自ら言っているのですから。財政再建団体になれば投資はできない。だから医療器械を買うことができなくなりますから。

そういう厳しい状況だから、そういう県とご相談すること自体がそもそも無理か、おそらく投資的経費は出せないという共通認識がありますね。

日本海病院を作った人から犠牲者が出るでしょう。ですからそういう面でなかなか誤りを認めるだけでは済まないという事態も起きてくるから、ずるずるこのままいくこともあると私は見ています。しかしお互いに座して死を待つわけにはいかないでしょう。仲良くしようと精一杯言っているというのもわかります。

澤アドバイザー　小山田会長が言われるように、これからの社会情勢、医療制度、医療保険制度を考えたら、この地域で、同じような2つの一般（急性期）病院が存続していくのはなかなか難しいと思います。

私も、いろいろな病院から経営について相談をうけますが、「食うか食われるか」だと言っております。将来、一般病床数が半減する予測もあり、地域でいくつかの一般病院が存在するのは難しい。この地域で市立病院が頑張って、他の病院に行っていた患者を集めれば経営は良いかもしれません。しかし、他の病院は患者数が減り、ますます経営は苦しくなります。また、当該医療圏域の人口数が問題になってくると思います。酒田市だけ考えた場合には、2つの大きな一般病院があるのはどうかと思います。北庄内地域で人口が16万なら2つの病院の存続は可能かもしれません。しかし、この地域には県立、市立以外にも病院があり、ますます競争もあります。

市立酒田病院が特殊・高度な医療機能を有し、差別化を図り、徹底して患者サービスを行う。そのためには建物も建て替え、先進医療機器も導入する。そうすると患者も集まり、いわゆる症例が多くなると研修医、いい医者が集まってくる。それくらいやる気があればやっていけると思うのです。しかし、そこまで総務省はじめ関係者が投資を認めるかどうかということです。もう一つの考えとしては、市は、市の財政力の範囲内で検討するということです。県立日本海病院を頼りにしながら、市として市民の医療の確保をどうするかを考えるということです。一般病床は縮小し、療養病床や老健を持つということです。

小山田惠委員　まったくその通りではないですかね。まずこの病院が将来に向かって20年先30年先に向かって健全な経営、いい医療サービス等、出来る事をつくるべきだと思うんです。よその事を考えないで。

澤アドバイザー　いろいろお聞きすると、栗谷先生が院長に就任されてから、経営改善に取り組まれ、今、黒字にされています。すごい努力だったと思います。これからも努力され、医療サービスの向上に徹し、どんどん患者を集めると、他の病院は、経営はますます悪化し破綻します。

長隆委員長　いい案ですね。そうしたら向こうもがんばるでしょう。

澤アドバイザー　ここに来院する患者さんは他の病院の診察券を持っている人が多いとお聞きしましたから。

長隆委員長　山形県は危機感がない。県の人が来てるからはっきり言っておきます。こういう数字を出していること自体がね、本当に恥ずかしいと思います。上司に申してください。

澤アドバイザー　このような経営の悪い自治体病院はいつまでもこのまま続くということはないでしょう。

長隆委員長　いやつぶれますよ、県自体が。そういう認識が県にはないと思います。山形県は今後どれくらい放り込むんですか、置賜に。救命救急センターをやっていて、医師不足で医師が疲れ切っているじゃないですか。

澤アドバイザー　庄内地域は現在、県立と市立病院の2つの自治体病院があるので考え方を難しくしていると思います。一方の病院が日赤や済生会という公的病院、あるいは医療法人であれば、もう少し考え方が整理しやすい。自由競争でいけばいい。合併とか考える必要はありません。競争してやる。お互いに医療サービスを向上させればそのかわりかなり広域からも患者を集めることができます。

2つが自治体ということであれば両方に繰り入れということで税金をつぎ込むことになり、無駄な面も出てきます。

長隆委員長　県に権限がある、市は下にいるからです。

澤アドバイザー　何の権限ですか。

長隆委員長　許可権ですね。

澤アドバイザー　それは改築するということであれば関係ないと思いますが。

しかし、ちょっと気になっているのは、今、厚生労働省で地域医療計画の見直しをしています。来年の医療法改正のテーマとなると思います。医療計画は昭和60年にできて20年ぐらいになりますが、どうしてもまだハード面といわれる医療圏域の設定、基準病床数の算定をいう面が強い。もう一つの任意的記載事項というソフト面ですね、医療をどうするか、病院をどのように配置するか、高額医療機器をどのように配置するか、医療機能連携をどうするかという面が、なかなかうまくいっていない。

担当するのは都道府県ですが、なかなかうまくいってないですね。その辺をきちっとさせようということで、各病院の機能を医療計画に記載する、という事を検討しています。そういうのが出てきた時に計画は県が作りますので、市立酒田病院の機能をどう位置づけるか、というのは医療計画に記載することになるので、県の理解も必要だと思います。これからこの地域も高齢化が進みますので、いろいろな医療が必要になると思います。その辺りをうまく盛り込んで医療計画を書いてもらってやるといいという気がします。

栗谷義樹委員　先生の前ですけど、医療計画を作るセクターが同時に病院事業も運営する、というのは若干違和感を覚えます。

医療計画を立てて同時に病院事業を運営するのであれば我田引水にならずに済むのは常識的には通常困難でしょう。医療をどこまで社会主義的管理手法で動かして、どこまでが民間の市場原理で動かすのか境があいまいです。自治体病院の場合、そこで働いて給料をもらっているわけですから、病院がつぶれては困るし、特にこういう田舎のところは切実な環境の中で生きています。

だけど、今日も何か連携、地域医療の再編、医療計画等々、尤もらしい建前が出てきてそれらしい理由付けをされても最終的にみんなの気持ちの中では納得できないまま終わります。病院は最新医療器械があれば黒字になるわけではないですし、病院の建物が新しければ黒字になるわけでもない。労働集約型産業は、講釈するつもりはありませんが、人のモチベーションをいかに高めるかが最も肝心なところです。結果を出すところに対して税を再配分したほうが結果的には税は安く使えるわけだし、受益者の利益にもかなうでしょう。

もともと税を投入する自治体病院はそういうものだったはずです。酒田市の医療計画をもし仮に酒田市が自由に作れるとしたら、それは市立病院に都合のいい計画にしてしまいますよ。それが働く人達の気持ちの中でどこかで整理がついていなければ、何を話しても信用されない。結局、努力することに意味があるのかないのかが問われているので、議論がかみ合っていかないという気がします。

長隆委員長　かみ合うようにリードしていくつもりです。公立病院に聖域はありません。

澤アドバイザー　医療計画を県知事が策定することになっていますが、医療計画で県立病院を有利にしようという事はあまり聞いた事はありません。

栗谷義樹委員　それはもちろん信じています。

澤アドバイザー　都道府県において、医療計画を作る担当部署と県立病院を担当する部署は違うところが多いです。県立病院の担当は、最近では県立病院事業庁とかいうような組織ができてきています。医療計画を担当するのは旧衛生部局で、健康福祉部とかです。この部署が医療計画担当です。ここでは県立病院の事はあまり考えずに、県全体を考えて計画を作っている感じはありますね。

山形県の場合でも、医療計画策定は、医療審議会の意見を聞いていろいろ検討していますので、一定の病院に偏ったことはあまりない気はしますけれど。しかし、これからは努力している病院を応援していく形で、いろいろな制度ができていくと思うのです。特に医療保険制度の中でも、診療報酬からみても、だらだらやっている病院はダメだと思います。だから、急性期に特化して、いろいろ治療して平均在院期間を短くしたら点数は高いとかですね。そういう仕掛けになっている。現実にはそのように徐々に動いていますが、それがこれからも進むと思います。

長隆委員長　今、澤先生がおっしゃったように努力したものが報われ病院が残り、努力しない病院は淘汰されてもしかたがないという観点から言うと、県立日本海病院の数値からいうと、やはり人件費率が75％（3条繰り入れを除く医業収支）というのは想像を絶する悪さです。なお医業収支比率が69・8％（同様）は全国で最悪かも知れません。このような状況の病院であっても努力してくれて、一緒になろうとか、中核になって欲しいと思います。

中身が全く伴っていない、中長期的には、提携は、インチキだということはその通りだと思います。一体的経営を目指していくために一定の期間努力を積まないと、相互の不信感はなくならないと思います。県立も頑張ってくださいと。そうでないともう市立の方は走らざるを得なくなる。そういう状況になるのは不幸だと思います。

結局、行き着くところは何か。県立がつぶれてしまう。酒田市民も起債について危機的状況、来年からでしたか、協議不調ということもあり得ます。澤先生がおっしゃるように、県立がつぶれる。努力しないものはつぶれていって当然だと。無駄遣いでしたと壮絶な。そこまでしないとずるずるいってしまうのか。しかしやむを得ないかもしれません。赤字垂れ流しで改善の見込みが無いのであれば。自治体病院で努力しない病院は淘汰されてもやむを得ないと思います。山形県のトップに申し上げます。真実の数字を開示して欲しい。本当なのかと、あの決算は。明らかに私はおかしいと思います。

小山田惠委員　バランスシートはないです。私の持っているデータは、総務省のと私どものデータです。

長隆委員長　だからこういうところで公開してほしい。不良債務がいくらあるのか。

小山田惠委員　それはわからない。

長隆委員長　退職金の引き当ては何パーセントやっているのか。市立酒田病院はちゃんとやっているようです。精査はしていません。バランスシートがありますね、松本課長。

松本庄内総合支庁保健企画課長　ええ、病院の方に。

長隆委員長　次回、部長がお出でになるでしょうから、ぜひ真実のバランスシートを拝見したいと思います。真実の数字を出さないと、県全体が信頼をなくす。真実の情報を開示して下さいと私から発言あったことを伝えて下さい。副知事あたりにもちゃんと言っておいた方がいいです。真実の情報を全部県民に開示する勇気が必要と思います。その中で初めてここでいろいろなお医者さんが言っているものをご覧になって下さい。本日の議事録は副知事にも見せた方がいいと思います。合併したいと思っているのです、お医者さん達は。そういう声が副知事に届く必要があります。副知事にきちっと言ってあげたほうがいいと思います。是非、正確に今日のことを伝えて下さい。あなたが言うのではないからいいでしょう。総務省のアドバイザーが言ったのですから。

全国に対して同じようなことを言っていますから。おたくの県だけに厳しいこと言っているのではないですからね。よく言っておいて下さい。協力して下さい。山形県が助かることですから。本当は150億円くらいではないですか。県立日本海病院の欠損は。退職引当金がいくくら不足しているのですか。もし山形県が県自ら言っているように財政再建団体になる時には、全部明らかになる。そのときには、病院会計をシークレットにしたことの責任を問われることになりますよ。今ならまだ間に合います。初めて連携といいますか、再編といいますか理解が得られるでしょう。

佐藤事務部長　資料の4の文章のその後ですが、直近の情報ですが、酒田市の提案については受けられないと回答しましたが…。

長隆委員長　直近って、いつの情報ですか？

佐藤事務部長　昨日の話です。こう回答をしましたが、議会終了後、協議を始めたらいかがですかと新知事が話をしている、と伺っています。

長隆委員長　知事が何とおっしゃっているのですか？

佐藤事務部長　知事は、6月議会が7月6日まであるのですが、その後、協議をしたらどうかということを担当部長に言われた、ということです。院長からもお話していただければ。

栗谷義樹委員　地区医師会のほうで昨日の午前中でしたか、県の健康福祉部と病院事業局から医師会でお会いしたいと。私も医師会の副会長をしているものですから、その関係で連絡が来たことを医師会長から連絡いただいて、夜にこういう話をした、ということを報告いただきました。

酒田市の側でこの間、出した文章に誤解があるようなので、県議会終了後に改めて協議の場を設けることを考えている、という意味のことを言われたと。これは、又聞きですのでわかりませんがニュアンスが変ったのかなと少し思っています。

長隆委員長　それはあるでしょう、知事選のねじれもあるし、いろいろある。いずれにしても、協議の話はいい話なので、小山田委員が幸い両方に、重要な影響力を持っていらっしゃるから、議事録を早急に作って、県にも見ていただいて、知事にも直接見ていただいて、協議会を早急に立ち上げる、日にちを置かずに、そのことを要請するのはどうです？

澤アドバイザー　病院でスケジュールをどう考えておられるのか。

佐藤事務部長　日程的な話はまだ、これからです。

栗谷義樹委員　医師会にそういう話をされただけで、酒田市が正式に言われたわけではありませんので。

澤アドバイザー　酒田市が市立酒田病院をどうするのか、ある程度見えてこないと、県の方は知事に上げられないでしょう。

結局ですね、一部事務組合というのは非常に難しいと思います。これは、いくつかの市町村が集まって新しく病院を設置するのに良いと思います。しかし、今あるのをどうするというのは難しい。それから院長先生が言われましたように機能連携というのは、実際には難しいですね、とくに同じような機能を有する一般病院が連携するのは。病院の機能分化を図ってこそ連携が可能です。機能分化の無いところで連携はまず無理です。だから競争して、食うか食われるかしかないです。

例えば現時点でもこの病院では小児科は止めて、あちらの病院にお願いしようとか、そういうのがあればいいと思います。どっちも小児科をやっていて、それも一人の医者しかいないというのは中途半端です。

長隆委員長　しかし、それは出来ないでしょう。一般論から言って。

栗谷義樹委員　連携といっても実際はどうしても業務拡大路線です。企業の宿命です。まして雑多な医療サービスの複合体を提供している組織は、基本的には業務拡大志向は遺伝暗号みたいなものですから。だから例えば循環器はむこうでやって、こちらは消化器をやると取り決めしたとしても、最低必要な消化器はむこうも置くと言うだろうし、こちらも最低必要な循環器は置くだろうし。

澤アドバイザー　例えば病理組織の診断とか、放射線の画像診断とかを、専門のいい医師がいれば連携して診断してもらう。そういうことはやりやすいと思いますが。

長隆委員長　一部事務組合にならなければ、食うか食われるかまで。無駄な議論はしてもしょうがないということになってしまうでしょう。

澤アドバイザー　県が何も考えないということであれば、市が独自に考えて機能分化を図る形にして連携をとるということです。

長隆委員長　長年待ちに待ってオンボロになってしまったわけですね、松本さん（県保健企画課長）、見てわかるでしょう、ひどいもんですね。日本海に較べたら廃屋寸前のような病院です。ぎりぎりに来ているのは同じ市民としてわかると思うんですよ。だったら食うか食われるかとことんやりますか、というところです。遠慮なくご発言ください。

松本庄内総合支庁保健企画課長　責任ある発言ができないのですが。

長隆委員長　いいですよ無責任でも。

小山田惠委員　先ほどから出ています協議会については、どういう議論を想定していますか。

松本庄内総合支庁保健企画課長　今回、いま議会をやっていますが、6月補正にですが、本庁の方から話を聞いていますが、今回いろいろ2次医療圏全体の中で、さきほどの資料の4番の下のほうにありますが、いま話題になっている話し合いについて6月補正に上げたと聞いています。いま部長がおっしゃった話し合いが、スピードが鈍いでしょうけれど、一歩踏み込んだということで、議会が終われば予算もつくと私も情報として持っています。

長隆委員長　ばんばんやったほうがいいですよ。要するに話し合いをしようということですね。大変いいことです。誤解も解けるし。疑心暗鬼になりますからね。開示して本当のところを言ってくれれば悪口も言われないです。山形県の人は非常にシャイなんですかね。本省のときも何も言わないのですよ。反論してくれればあんなに悪口も言わないですが。ああ、認めたのかと思ったですよ。置賜もそうです。黙っていると損です。僕などを相手するときは全部言ってもらえばいい。意外と頑張っていますね日本海は、ということになりますよ。

澤アドバイザー　小山田先生にお尋ねしますが、県と市の病院が一緒になったのは、高知の例がありますが、全国でその他にありますか？

小山田恵委員　岩手県の釜石です。釜石市民病院と県立釜石病院。

長隆委員長　いつですか、釜石は。

小山田恵委員　統合を合意して、進んでいます。

澤アドバイザー　合併して設立主体はどうなりますか、だれがやるのですか。

小山田恵委員　設立主体は県です。

長隆委員長　県だから市民病院の模範になれとは言いませんが、減価償却前とか、それで決算発表するということなら話になりません。少なくとも倒産寸前に言い訳の決算発表をするような話です。銀行は信用しません。全適の管理者が、お医者さんだから許されるのではありませんから。減価償却が重要だという概念が無いなら管理者としての見識を問われます。損益計算書の意味がわからない人は事業管理者を辞めたほうがいい。だからそういうことがわかる人と協議を始めなければならない。信じられません。

真実を全部開示して初めて信頼関係の話ができるのではないですか。そういうことをするともっとあるのではないかと疑います。銀行はそうです。銀行はそういうことをするともっとあるのではないかと疑います。松本さん、ちまちま隠していてはだめですよ。全部どんと出してしまわなくては。もうこれ以上ないと思えば、生きる道が開くのです、山形県も。

小山田恵委員　この資料の4の5を強力に進める。そのとき、こちらの提案の3の部分を全部白紙にして話し合えば県は乗ってくるのではないですか。一部事務組合も条件ではなく、絶対ではないということも出したほうがいいと思います。

長隆委員長　譲るべきところは譲って、話し合いをするのは非常にいい。市長もそれを願っているでしょう。

栗谷義樹委員　最初、酒田市が要望したときには、一部事務組合の代表管理者は酒田市長、という一文は無かった。なぜついたのかよくわかりませんが、かなり気を使ったつもりでした。その原文は2週間くらい前に初めて見せられましたが。

個人的には酒田市立病院の運営の責任を持つものとして医療職2、3の人たちの生活を守らなければならない立場にある。繰入に頼ったぐうたらな生活をしていくのではなく、まっとうな仕事をして評価されて給料をもらおうじゃないかということでやってきました。だから、雇用に関しては責任を持たなければならないと思いましたので、それが守られるのであれば、開設者に誰がなるのかについては拘りはなく思っています。

こんなことを言うと下衆は市立酒田病院の院長が新しい病院の院長を狙っているのかと言われるかもしれませんが、当節、こんな急性期病院の院長をやりたいと思うのはよっぽどのアホか物好きです。酒田市が黒字を出しているから傲慢な態度で県立病院を乗っ取る気だと思われるのは非常に心外で、誤解のないように酒田市も出し方をきちんと神経を使っていただきたい。

長隆委員長　それは、大事なところです。小山田委員がそういうお話を県にしてくだされば。話し合いをはじめることは大変前進すると思います。追加して小山田委員にお願いしたいのは、今の赤字体質を変えるためには連携方策並びに開設主体のあり方についても検討をくわえるという一行を是非入れてほしいと思います。

今の人件費75％（3条繰入金を除く）を何とかしなければならない。病床利用率も小山田委員の持論ですか、90％とか95％を目標にさかんにやって欲しい。数値目標と期限を含めた改善をきちんとやっていくことです。

川崎市でも横浜市でもそうですが、指定管理者になっているのは組合が特に強いところのような気がします。開設主体の変更もあり得ることを想定して欲しいですね。

県立日本海の現在の公の経営形態ではそもそも無理ではないかということです。小山田委員のご案内でやるということでよろしいですね。意見交換ですけれど、こういう方向で、松本さんもいいですね。では全員一致でこういう方向をご了解いただいたということで意見交換を閉めさせて下さい。

午後3時15分　終了

市立酒田病院改築外部委員会（第2回）会議録

平成17年7月25日（月）　午後0時57分　開会

（開会および委員紹介）

佐藤事務部長

（協議）

長隆委員長　第1回会議後、色々動きがあったようですから、その後の動きを報告してください。

佐藤事務部長　それでは新たな資料を準備をいたしましたので、簡単にご説明いたします。まず資料の1でありますが、日本海病院の貸借対照表です。平成12年、13年度も資料は頂いたのでありますが、年報ということでバランスシートにはなっておりませんでした。それで14、15、16年度3か年のバランスシートを、酒田病院と同じスタイルに組み替えをいたしまして、今日ご提出をいたしました。簡単に16年度でご説明申し上げたいと思いますが、まず16年度の日本海病院の総収益は92億9，729万8，000円という状況です。特にここでは先ほども話題になっておりました流動資産の中で、病院保有の現金が50万円ということでした。それから33億3，800万円という多額の他病院からの借入がございました。これはちなみに15年、14年とありますが、毎年2億から3億円増えている状況です。平成14年度で28億1,100万円でしたから、それが2年後には33億3,800万円というたいへん多額の他病院からの借入という数字。県立5病院の会計の中で、いろいろなやりとりをしてこの数字が出たのかなと思います。ここから出た数字で内部留保資金という数字があるわけですが、流動資産から流動負債を引きますと、ほぼ23億円の内部留保資金のマイナスでした。市立酒田病院が同じ積算をいたしますと40億円という内部留保金になります。これが最も特徴的なところと思っております。

あとは14年、15年はご参照いただきたいと思います。それからもう一つの資料が、これは全自病(全国自治体病院協議会)から頂きましたが、全国の最近の統廃合、自治体病院が移管をされた場合、それから民営化された場合、あるいはPFIの事業等々いろいろな形態の変化が最近富に進んでいるようですが、その資料を全自病から頂いたものがこの資料2でございます。この中で我々もいくつか勉強もいたしておりますが、たとえば移管された例で申し上げますと、神奈川県立厚木病院、これは松本部長と一緒に直接お邪魔をして勉強をしてまいりました。それから統廃合の例で申し上げますと、前一回話題となりました岩手の県立釜石病院が市民病院を吸収した例、統合しました。こういった例、3ページで申し上げますと大分の佐賀関のこれが、長先生が携わって委譲されたケースと思っております。それからPFIの事業もありますが、６ページの高知の医療センター、これも松本部長と一緒にＰＦＩの勉強もしてまいりましたが、全国ではいろんな形態をとりながら統廃合等も進んでいる状況を、全自病から資料を頂いたところです。

長隆委員長　山形県の方は今日はご出席いただけなくてとても残念なんですが、その後、広域化の検討については院長先生からみられると、いかがですか。

栗谷義樹委員　６月の県議会だったでしょうか、そこで地元選出の議員から病院の連携について質問が出ていました。県の健康福祉部から市立病院のマスタープランが完成したが、その実施計画に入る前に病院間の連携について酒田市と一定の協議をしたいと答弁されています。その他にもいくつかありますが、差し当たりこの会議に関連する項目はそんなところです。その後、県の健康福祉部、会田課長から事務部長の方に連絡が入っています。３回ほどに分けて酒田市と病院連携のための協議を行いたいということがまず第一点。それからメンバーは北庄内だけではなく、庄内一円の医療圏をにらんだ格好で協議を行いたいので、両地区の医師会、鶴岡市の荘内病院の病院長、それから私、県立日本海病院の病院長、県の方から健康福祉部と病院事業局、酒田市の方からは企画調整部、それから救急担当の消防、そしてあとは？

松本企画調整部長　鶴岡市は健康福祉部長、それから庄内支庁が入ります。

栗谷義樹委員　まだ口頭で又聞きで伺ったばかりなので、どこまで正確かわからないですが、そう連絡いただいています。そして先ほどお話ししたように、第1回目を8月5日に庄内支庁で行うと。病院間の連携について協議したいということでした。そこまで進展しています。

長隆委員長　その協議会の設置要綱、権限とか日程だとか色々あると思いますが、その辺はどうなんですか。

栗谷義樹委員　それはまだまったく。県健康福祉部名で酒田市に案内があるものと考えていますが、まだ正式な文書もいただいていないものですから、ちょっとよくわからない。

小山田惠委員　実は第1回の後に医師会長と懇談したのですが、それで知事に会った方がいいだろうということになった。両方自治体病院ですから。じゃあ申し込もうと言ったら、向こうで知事よりも私共が行きますということで、県の健康福祉部長青山さんと、病院局事務局の事務局長遠藤さん、前の置賜病院の事務長をやっていた人が来て色々話を聞きました。

お二人がおっしゃるのは、これは酒田市立病院だけの問題ではない、庄内地域の医療をどのように構築していくかの問題である。市町村合併で2つの病院があり、その病院も含めて、それから鶴岡市と、どういう将来像を描いていくかを協議する協議会をつくる。そこでどういうことになるか、結果をみてから酒田市立病院と県立病院のことを考えていくべきだろうと。酒田市立病院だけが単独にマスタープランにのっとってやるのは非常識ではないかと思っていた。で、それをいつやってくれるかと、できるだけ早く7月中にやりたいと彼らは言っていた。

それともう一つは、総務省に私確認をしたのですが、やっぱりこれから病院再編で進むのであればいいが、単独で酒田市立病院が古くなったからという事では起債はつきません。県の方で通って総務省にきてもそのままでは起債対象にならないので、先ほど言いましたような、その地域での将来像をみた上で経営ができるか、あるいはその医療の質が高められていくかを判断しないと、今のままだと2つの病院の事だけを考えてみても成り立たないので、それははっきりと言えます。最低限、合併でなくとも協議会を開いて、お互いの病院が将来に向かってどのような機能分担をするかを明確にすることだけでも最低限必要、ということでした。

長隆委員長　それはそうでしょうね。わかりました。久道先生、前回の議事録をお目通ししていただけたでしょうか。

久道茂委員　全部を記憶しているわけではありませんので。

長隆委員長　感想とかご意見をいただければありがたいのですが。

久道茂委員　今少し話題になっている、似たような、市立と県立があって、というのは釜石と似ています。それが例えば、片方が癌や子供などいろいろ高度専門医療に特化した病院として役割機能分担しているのであれば、同じ市内にあってもいいと思うのですが、今の酒田市立病院、日本海病院は極めて似ています。いわゆる一般医療が中心と私は理解したのですが。その中で片方は不良債務に陥っていて明らかに、起債もできない状況です。では酒田病院の方はいいかというと、必ずしもいいわけではなく、これは老朽化して何とかしなくてはならない。経営としてはいいかも知れませんが、おそらく古くなって減価償却その他がほとんどなくなっている事もあるのでしょうが、問題はやはり今話題が出たように市立酒田病院の方が勝手に新築して、診療科を決める事が果たしていいかというと、やっぱりよくないと思います。

今までどの県もそうだと思いますが、地域医療計画を県レベルで、総合的にやってきた事がないのです。宮城県もそうです。ほとんど四六時中地域医療の問題を考えている部署が、県レベルでもない。ですから私はその事があって、ちょっと話しがそれますが、宮城県の場合も保健福祉部が、部長が中心になって考えていましたが、ほとんど福祉と介護が中心で、医療のことはいってみればほったらかしていたことが一つありました。ですから、もう少しその人と組織とお金をつぎ込んで、地域医療のあり方をどう考えるかを、きちっとやらないと、ミニ総合病院があちこちにできて、それぞれの首長が選挙公約で背に腹はかえられない、無理をしてベッドを増やすと、これが実情だったと思います。それが市町村合併で構造が変わってきて今慌ててやり始めていますが、それに似た事がこの2つの病院との関係であるのではないかと思います。

ですから小山田先生の総務省の意向を聞いて、起債はおそらく無理ですというのはもっともな話。ただその組織をどこで考えるかというのが大事だと思うのです。やはり県がきちっと指導する形でそういった委員会を作らないと、酒田市だけでは無理だと思います。ですからそういった組織をいかに作って議論するかが、一番大事なような気がしました。

会社でいえば潰れていいくらいです、日本海病院は。もう潰れているわけです、不良債務が40億円近くあるわけです、内部留保もマイナス。ただ地方公営企業法による財務というのは、一つの病院だけでやるものでない。全体的にやると法律に書いていますから、それは日本海病院が悪いからといって、あなたの方はそれで勝手にやりなさいというわけにはいかないのです。県全体の県立病院で財務を一本化してやるという事になると思うので、それはそれとして県立であるそちらの考え方を一つ作ってもらう必要があるのですが。

やはり統合するにしろ、いろいろな事をするにしろ、片方がこういう経営状況で、多分やれないと思うのです。一緒になってもどうなのか見えていますから。その時に地域医療の本来のあり方を論じる時に、やはり一緒に経営のこともやれるような形で議論する委員会を作っていかないと、ここは進まないような気がするのです。おそらく黒字でやってきた人は赤字の方とやるとやりきれませんのでね。おそらく構造的というか、赤字の原因はあると思います。人件費の問題とか、高額な医療設備、これは確か長先生も言っていました。一床あたり3千万、5千万円でしたか、そのような話しですから、やはりこの際、委員会を作ってという事だと思うのですが、さて誰が作るのかというと…

小山田惠委員　それは県で。

久道茂委員　県でないとだめですね。

長隆委員長　今、会長（小山田委員）にはお出ししたのですが、国際的な格付け会社は、いくつかの自治体病院の格付けを準備中です。

例えば山形ですと酒田市は100床当たり96名、日本海病院は115名、100床当たり20名多い、こういうこととか。もうすでに日本海病院は投資不適格になっていましてね。酒田市も必ずしも良いとはいえない。いい方ですけど、全国200番くらい。いずれにしても今の院長先生の体制だからやっていますが。この建て替えだとか、久道先生から非常に的確なご指示をいただいたのですが、共通認識だと思うのです。

私の個人的メモが事務長にも会長にも出してありますが、久道先生にちょっとお渡しいただければ、たたき台としてご検討いただきたいと思います。お互いに結論は急いだ方がいい。旗振りは誰がするか、旗振りして結論が出せるのかという事を含めて、かなり具体的にメモを作りました。大変口はばかった言い方ですけど、今日の審議の参考ということで具体性がなければ協議会に出してもらえればよいと思います。単に先送りのために鶴岡、庄内支庁でやるのはおかしいと。私は勝手に酒田市がやる事はもちろん賛成できませんが、具体性を持って提案して、それが受け入れられなければありうる。酒田は生き残れるでしょうけれど、日本海は先に逝ってしまうだろう、財政的にですね、来年以降は。そんなメモで、またとんでもないことを言っているると思われるかもしれませんが、ご意見を。

小山田先生笑っていらっしゃるけれど、会計士というのは大体こんな事を言うのが商売ですから。知事と市長が協定を結べ、なんて、ちょっとなかなか言いにくいでしょうから。他の県では実はやってきたものですから。できるのかなと思ったのです。

酒田市の病院側にも大分ご不満があると思いますけど。今久道先生のお話を伺ってこのメモを出させてもらう気持ちになったのです。三井住友銀行が合併したとき、西川頭取は三井銀行に一人で乗り込んで行った。だからうまくいったのだろうと思います。合併と言っても、対等が一番いい、対等でなければ絶対いけないと思いますが、やっぱり経営手腕のある人が乗り込んでやるという事をやらないと。このメモは厚生労働省の有力OBの方に伺って書いたのですが、方向性はこんなところなのだろうと。

高橋アドバイザー　これは、いずれにしても県の方の出方次第というか、かなり県の方の意向が…

長隆委員長　県の置賜のその後の動きを見て、県も一生懸命やったけれど、結局地元の議員や色々な圧力によってああいう不幸な結果になったのだろうと思います。私は置賜はまったく評価していないという意見を、副座長も私に同意してくれた経緯があります。山形県だけが悪いのでなく、今の多くの全ての自治体が抱えている議会、組合と住民、住民の「どうしてもなくてはいけない、あった方がいい」という愚かな選択が問題です。山形県は指導能力を発揮できるか、今回も…

高橋アドバイザー　そこなんですよね。

長隆委員長　先送りしかできないだろう。山形県の財政状況では指導力を最後まで発揮できないのではないか。しかし、開設主体の変更まで認める協議会の設置要綱であれば期待できる。

高橋アドバイザー　協議会の機能一つという事ですか。

長隆委員長　20人ぐらいで言いたい放題言って、3回やって終りというのが多いわけですから。だから皆さんが遠慮して挫折感を味わう。しかし今回は追い込まれているから結論は出る見込みはある。

小山田惠委員　何回かフォーラムをやっていますね。そしてお互いどちらの先生が発言したのかはわかりませんが、ほとんど大部分の先生方はこのままではいけないという共通の認識があって、統合するなり機能を分担するべきだというのは一致していたようです。本来、病院と病院がそういう雰囲気が出てくるのが一番必要なのです。岩手県の場合は逆で、県の方は経営がよろしい、市立の方が悪い、規模は同じですが、まず病院と病院との間の話し合いをとなるとＮＯなんです。

医療局というのがあって、市立病院と何で合併する必要があるのかと。市立病院がなくなったらなくなったでいいじゃないかと。話しにならないわけです。それで私が知事に、最終的にはあなたがやらないとだめだ、東北大学の医師が引き上げるとかいろいろな事があるので早く協議会を作る、病院と病院とでは話しにならないから、それを行政の立場で作ってくれ、ということで、地域医療協議会の中で専門委員会を作って、私もその中に入って色々な事を話しました。

やっぱり地域は反対ですよ、合併する事に。今あるのだから医者を探してこいとか。そういう方法があったら教えてくださいと私は言ったんです。どなたでも結構ですから、現実的な方法で将来とも医師を確保できるか。経営は、いい医者を集めてくればいいわけですけど、それを集める方法と責任を持ってやれる人がいますか、いません。いないからこうなっているんでしょう。とすると統合しかないんです。統合した場合に今持っている両方の機能を落としたのではだめです。今やっている医療より質のいい医療を提供する事がなかったら、住民も安心して任せられない、まずそれを考えられたらどうですかと。そしてそこで、委員会で一応の形ができたのです。ではできるところから現実に診療科を統合しようという事で、2年先取りして、外科と脳外科が移ったのです。

ところが市立病院の医師はほとんど東北大学です。県立のほとんどは岩手医大と自治医大の出です。最終的にそうなったのですが、今度は東北大学が8月末でほとんどの人が引き上げられると。それでまた色々話し合いをしたのだけど、大学は大学で、これは大学が引き上げろと言っているのではないと。ですから東北大学に対する風当たりはものすごく強いです。来年3月まで何で待てないのかと、来年3月になれば県で採用するとか方法がある。学部長にも会ったのですけど、強権的にできるはずはない。

長隆委員長　東北大学が悪いという事はないと思います。みんな言いますが、やっぱりきちっと広域で整理をしないで東北大学のせいにするのはおかしい。石巻でも私言いました。この重複具合は何だと、深谷と石巻と、全部重複しているではないかと。日赤石巻で十分ではないかという東北大学の考え方は正しいと。私はあの病院は療養型でなければ無理です、雄勝と女川とかみんな一緒になって療養型でいいではないかと。ところがいっこうに進んでいないのではないか。そしてあのていたらくですから。だから私は東北大学が悪いのではなく、東北大学だって臨床研修で残ってくれないのだから引き上げないと、大学病院としての存続は難しいのではないか、余計な事ですが。岡山大学はそうらしいです。岡山大学は2割ですか。

高橋アドバイザー　数値はわかりませんけど、全国的にそうらしいです。東北大学からはまだ余裕がある程度ある。山梨医大は結構大変のようです。

長隆委員長　麻酔医もいない、外科医もいない、整形外科医もいないで総合病院で頑張るというのだから、箱さえあればいいのか？です。

小山田恵委員　知事と市長が会ってそうやろうとするのはいいけれど、市のほうが勝手に、一部事務組合を作って私が理事長になりますと言えば、県の方は怒るのは当たり前。ただ、裏の話がいっぱいあるのです。だけどその紙一枚見るとやっぱり怒ってもしょうがないのかなと思う。

県の経営が悪いと言っても、酒田市に迷惑をかけているわけではありません。なのに合併とか、お前のところは潰れると言われる事はないのではないか。それはわかる。ただ現実にどうしたらいいか。やっぱりこのままではだめでしょう。どうするか、地域全体のことを考えていきたい。それで協議会を作りますと部長が言っていました。

長隆委員長　酒田市は固執しているわけではなく、柔軟ですね。僕は最初お引き受けした時、この病院は止めてもいいという院長の心意気に敬意を払ったいきさつがあったので、非常に柔軟だと思います。

その話し合いに乗らなかったということは、極めてよろしくない。そのへんは過去のことですから取り敢えずないこととして、会長のおかげで話し合いのテーブルについたということは、かなり前進ではないでしょうか。話し合いは大事。総務省も本気になって考えている。だからこの3省委員会でこの地域医療を守る観点において、本当は置賜ではなく本地区がモデルになればいいと思っていたのです。最も象徴的だと。置賜は箱だけはできましたが、本当にあれを全国のモデルにしたら箱さえ作ればいいということになりかねない。そういう面でここがいま私の最後のメモに書きましたが、これが成功すればかなりいけるだろうと、全国で。だから色々言いたい放題、場外で言ってきた。

リングの上に乗ってこれからやる、ゴングは鳴ったけれど、これからアンパイヤは知事です。知事はすべからくリーダーシップをとって３病院を統合する固い決意があるのか「庄内地区全体をにらんで」と、まるで総務省のような事をおっしゃっているが、それはとっくにもう結論は出ているのです。地域全体で協議するのは全自病に協力して方向性は出したのですから。いまさら各界、各層を入れて協議することではない。もう極めて立派なマニュアルができていますから。それに従ってやればどうなるか。３つ一緒になってやる事は想定していませんから。ただ非効率なものは一体になってくれという事をマニュアル通りやるということです。ご覧なっていますよね。県もあれを見ていないというわけではないと思いますので。庄内地区全体を一本化しようなんて言っていません。

適切な、例えば５０キロ圏内とか、今度の新型救命救急センターがたとえば３０万人に１つになりました。今まで１００万人だったのが。そういうことを視野に入れていただいて、やっていただければいいのではないかと思うのです。３０万に１つということは、救命救急センターは日本海は救命救急センターですか？

佐藤事務部長　まだ設置されていません。

長隆委員長　ならば当然、新型救命救急センター、３０万人に1つ、ドクターヘリも入れるようなものがいま、公設民営ででき始めましたから。沖縄の浦添、長野の相澤、ご覧になってきた方がいいです。過疎の土地にドクターヘリを導入することは、かなり力を入れて厚生労働省はやると思います。それは答申に今度出ましたから。ご覧下さい、２２日に。医政局長もえらい元気よく、そういってイコールフッティングという事を言い始めました。

だから箱を作る金はまったく無駄だと思います、急性期としては。そこにいったい何をやるのか。新型救命救急センターをできるくらいのサービス能力を提供するものを、合体すればできるかもしれない。あとは新型ヘリコプターを入れてもいいのではないか。貧しい沖縄でさえ民間だけでドクターヘリを導入しているのですから。だけれども特に東北では先立つものが足りないでしょうが、合理化していけば十分、２億円のヘリコプターを維持はできる。公益性が高い自治体病院がこれから何をやっていけばいいのか。やっぱり厚生労働省の今度の検討会報告、社会保障制度審議会があると思いますが、２８日にはそれが第一番として出ます。

働く人の問題もありますから、不安を起こしてはいけないし、一気呵成の結論を出さないとまずかろうと思います。改革、改革と言うたびに患者さんは減るそうですから。福岡県はそうだったのです。改革、改革と2年やったらベッド利用率が60％に落ちた。

栗谷義樹委員　さっきの酒田市が提出した提案文書について、第一回目の外部委員会のときもお話したのですが、この文書で個人的に考えたのは、確かに先生がおっしゃったように、県が腹を立てても仕方がないかなと思うのですが。

ただですね、小山田先生がおっしゃった事で少し個人的感想を言わせていただければ、県は酒田市に全然、迷惑をかけてないじゃないか、何もしてないのに酒田市からそんな事言われる筋合いはない、というのは一見尤ものように聞こえますが、われわれも山形県民で県税をお支払いしているわけです。しかも同じ病院事業をやっているわけですから、その事について普通の県民よりはるかに知識、情報を持っているわけです。県民、納税者として何らかの意見を言う事はお許しいただかねばならない。税は今後も投入していくわけですから。

小山田恵委員　これは釜石市でも同じですが、県と市とを考えるからそんな事が起こるので、これを民間と考え、民間が2つあって片方が赤字で、片方は黒字だとすると、両方あったのではだめだという事を考えるとおのずとわかるのです。

民間病院が、潰れたら困る、では合併する、という事で話しが進むのではないか。長委員長が言われたような事はもうご破算にして、将来に向かって協議会の場を作ってそこでやっていく。そのためにも、やっぱり病院と病院なんです。

向こうの管理者、横山先生はどういう考えか、僕が会うかと言ったらまったく同じ考えで、2つの病院がそのまま両立する事は不可能ですと。ですから県の部長と、2つの病院だけではなく、あの地域の事を考えている、2つの病院についてはお協議会を作ってそこでお互いに話し合いをやろうと。そういう考えが本当に向こうの話です。その考えがあれば、簡単に話し合いができるじゃないですか。ちょうどこの前のフォーラムのように、フリーディスカッションするとほとんど同じところに結論がいくのではないでしょうか。

栗谷義樹委員　現場の人間は、前にもお話ししたように、ほとんど同じような考えを持っています。

長隆委員長　土俵に乗れなかったってことでしょう。

栗谷義樹委員　そうですね。

長隆委員長　リング外でやっていたからだめなので、一応リングに乗りさえすれば、結果的に市立酒田と日本海が統合する。私はメモに書きましたように、病院そのものはとにかく公が中心であるべきだというのは、まったく変わらない。ただし今のようなやり方でいったら財政はもたないわけだから、やむを得ないからメモに書いたような形をその協議会で議論してもらえばと。それは鶴岡市に言ってもらっても結構だし。ただしそれはちょっとあり得ない事でしょうから。とりあえずいま開幕すると言っているのですから大変結構で、積極的に発言していただいて、医師会も統合には大賛成なのでしょうから。

竹内先生も日本医師会でご質問なさって、本地域については日本医師会として全面協力するということを言っているわけです。そういう面では風は吹いていると。だから、お互いに我慢をして。

市長は知事に会いたいと何回言っても会ってくれないというひどい状態もあったのです。だから多少言われても我慢せいと言いたい、山形県には。君のとこは行政手腕がないと言われたわけですから。実際そうですから。もうそれはいいと、このくらい言ってあげれば、少しはお互い気が済んだろうから、協議会を立ち上げてもらい、とにかく会長の力で協議会に設置要綱を本当にきちっと作ってほしい。市長にも設置要綱をきちんと作ってくれと申し出てほしい。単に助言するとか意見の諮問をするというのでは、話しはまとまらないです。

その委員会、あるいは協議会では速やかに結論を、一カ月もあれば出せるのですから。ただちにこちらに振ってもらう。そんなことを考えますけれど。久道先生いかがですか。

久道茂委員　それはいいと思いますが、このメモA案、B案、C案、院長先生どれが一番いいですか。

栗谷義樹委員　私は市立病院の院長ですので、市立病院職員の雇用を一番に考えなくてはならない。ですからその事が担保されればA案でもB案でもいいのかなと。ただ、酒田市が最初に出した案はB案に近いものです。そういう形になればと個人的には思います。C案の場合には市立病院が閉鎖すれば日本海病院は患者が増加して経営改善が可能になると書いていますので、これは一生懸命経営努力をして黒字を出しているところに潰れてもらって、大赤字のところに少し息をつかせてくれという、何かむちゃくちゃな理屈のような気がします。

長隆委員長　あんまり言い過ぎたので、少しは助け舟を出してあげないと。県もやればやれるだろうと言いたいのだけれど。実績からは全く信用はしていません。

栗谷義樹委員　基幹病院が1つだけでも大赤字のところは大赤字です。病院の業務構造そのものが経営内容を決めるので、そういうことを解決しなければこれからの自治体病院は生き残りは無理です。それは小山田先生が何回もおっしゃっている話です。

長隆委員長　B案が一番近いですか、先生の構想の中で。

栗谷義樹委員　酒田市が出したものには近いのかなと思っていましたが、この場合は自治体病院として残さない?自治体病院として残して?

長隆委員長　この不良債務と繰越欠損を病院の開設自治体がなくなって返済していくことが県民の理解を得られるのかわかりませんが。

栗谷義樹委員　ちょうど、不良債務が市立病院の内部留保金に相当しますので、持参金代わりに持っていってそっくり。

長隆委員長　そんなに気前がいいんですか。絶対に不良債務だけは消さなければいけないですからね。しかし、繰損はどうするか。日本中繰損だらけです、一般会計に百数十億円というのは、これは返していかなければいけないでしょう。病院事業会計である限り一般会計で延々と返さなければいけないわけです。それは、一つの病院会計だから構わない、よくわからないですが、ただし、消去法からいけばこのままやっても累積は消えるあてが全くない、益々悪くなる。

選択の余地はほとんどない、日本海には。後はだから少しでも格好良く、統合に向けていければいいと思うのですが。まあとにかく格好はいっぱい付けてあげた方がいいのではないか。

高橋アドバイザー　その時に、偉い人を移行するのはいいのですが、移行した時に新しい病院が旧態依然としていたのでは全然、話にならないわけです。その仕組み作りを一緒に考えてやるのです。そこまでは考えないのですか。

長隆委員長　新しい仕組みづくりには、赤字は考えられないでしょう。適正な一般会計の繰り出しは当然するべきだし、ヘリコプターでもどんどん入れて欲しいし、そのような政策医療はどんどんやってほしいけれども、宮城県は合理的ですね。

久道茂委員　たとえばB案でやった場合、仮に運営主体はここで書いてあるような独立行政法人、僕は独立行政法人が一番的確だと思うのは当然、新しくできる病院は政策医療や不採算医療をやらざるを得ないわけです。それに対して一般会計から従来のような負担金、今度、独法化すれば運営費負担金、あるいは運営費交付金、普通は運営費交付金になると思いますが、それを酒田市も出すのか、県も出すのかという問題はあります。

両方で合意して独立行政法人をつくるということですから。法人には理事会をつくらなければダメです。それは運営主体が変わるのであって、従来の赤字体質の病院もがらりと変わると思うのです。ですから当然、職員の交流もあります。酒田病院の職員を路頭に迷わすわけには行かないので当然入ってきます。そのときに、たとえば先生のような方や、ドクターの必要な方も皆入ってきます。その人の意向によってどこかに行くこともあるでしょう。少なくとも、今までの日本海病院の管理運営の責任者は恐らく新しい運営主体では変わっていくと思います。院長は代わらなくてもその法人の経営をやる理事長や副理事長にはしかるべき人が入っていかないとだめだと思うのです。

独立行政法人が市と県の両方から運営費交付金をもらえる仕組みがわからないので、果たしてあり得るのかどうか。

長隆委員長　どうなんでしょうか、実例あるのでしょうか。長崎ですか、ひとつやったのは。大阪もやっているのですか？

小山田恵委員　まだです。

久道茂委員　まだでしょう。この資料にある宮城のこども病院は民間委託になっていますが、来年4月からは独法化します。これは決定しました。

長隆委員長　財団法人に委託していましたね。やめるのですか?

久道茂委員　財団法人厚生会に委託していました。やめます。今の民営化しての委託方式では指定管理者制度にしなければならない、来年8月まで。年度途中の改革はありませんので来年4月からです。それで検討していたのですが、比較検討したら独法化が一番いいのです。今の実費支弁方式による民間委託の場合だと、これ長先生の書いているものも参考にさせてもらっていますが、委託費に対する消費税の問題、例えば50億円の委託費だと2億5000万円です。消費税が10%になったら何のための民営化か、ちょっと矛盾だらけです。

もう一つは総務省にも相談したのですが、起債が可能かどうかの問題。独法化すれば起債は大丈夫。交付税措置も可能だと。ところが民間委託の場合、今の行政改革の流れからいったらそれは無理だと。その危険性が高いのです。こども病院は作ったばかりだからいいですけれど、あと5、6年すれば高額医療機器の買い替えの時期、15年すれば建物の問題も出てきます。そのとき起債ができなかったらとてもやっていけない。そういうもろもろのことがあって議会に提案して変えることに決めたのです。ただ、いいことずくめではなく、だれが経営者になるかです。やっぱり人なのです。

長隆委員長　公務員型ですか？

久道茂委員　非公務員型です。もともと民間委託していたので、移行型法人としては公務員型にはバックできない。公務員試験を受けてからでないと採用できませんから。

長隆委員長　それなら、総務省も大賛成でしょう。是非やってください。長崎は非公務員型でスタートしました。それなら収支均衡するし、政策医療も十分いける。問題は事務局が苦労する。非公務員型で大所帯で合意できるかどうか。

佐藤事務部長　今の場合、退職金等はどうなりますか。

久道茂委員　退職引当金は今までは民間の厚生年金ですから民間です。ところが地方独立行政法人化すると共済年金に切り替わります。これは職員は有利です、むしろ。それから退職引当金はすでに県の方で引き当てていて、それを民間の財団法人に保管してもらっています。ですから法人化した場合は全額を県に戻してもらい、その額をそのまま新しい法人の職員の引当金に入れていく。

長隆委員長　それならば説得できるかもしれませんね。それが一番難問だから。やっぱりリストラをしない事と、団塊世代が退職を迎えたとき退職金は大丈夫なのかというのは全国で言って歩いています。そういう面では厳しい点もあるけれど、独法で非公務員型で、厳しいけれど逆に職場の確保と地域住民の信頼を得られるサービスが行われる。いいお話を聞きました。

久道茂委員　国立大学が国家公務員を非公務員型にしたのですから。

長隆委員長　そうです。頑張るしかないだろうと。

小山田恵委員　国立病院の方はだめだったのですね。なんで大学の方はよかったのかと聞いたら、非公務員だと。そういう体質というか、トップダウンでこうやると言われたら反抗できない仕組みになっているから簡単だったと言うのです。

久道茂委員　あれは、あっけにとられているうちにやってしまったのです。

長隆委員長　よくわからないから？

久道茂委員　国立病院の方はあっけにとられないで、ちゃんとやってきたのです。

長隆委員長　だから、総務省は本当に切歯扼腕《せっしやくわん》でしょう、選択型にされたのは。まあ仕方がない。でも宮城こども病院がやってくれたら素晴らしいです。長崎ではインパクトがなかったけれど、宮城こどもは影響力があるから本当に助かります。やればできると。どこかやってくだされば普及する。どうですか部長、大変ですけれど。

佐藤事務部長　小山田会長にもう一度お聞きしたいのですが、一部事務組合は県は絶対駄目、という話しを青山部長はしていたという事ですが…。

小山田恵委員　一部事務組合を作る事に反対ではなく、こちらが作って理事長もやりますというのは通らないと。その形態について一部組合を作ることに反対や賛成は言っていません。

佐藤事務部長　そうしますと、今の一部事務組合方式が独立行政法人化という経営形態に変わっても、それは一生懸命議論しましょう、そして独法化というところに県の方が乗れるのかという点については…?

長隆委員長　岩手県はリーダーシップが首長にあって、県がリーダーシップを発揮できない状況にある。山形県は特にそうだと思います。知事も替わられたばかり。私はうまくいくかどうかは首長のリーダーシップにかかっていると思うのです。会長にお願いしたいのですが、協議会が終ったら、必ず会長あたりからその場で10分20分、知事が報告を受ける形をつくって、行政当局がリーダーシップを持つようにしないと無理かもしれません。確執を乗り越えて、基本合意書をどうしても作ってほしい。

合意できなければ合意できないという事を、県民に開示して民意を問う。やはりできなければできないなりに明確にする事でしょう。

だからそういう事を協議会でやらないと。だらだら続けている協議会がほとんどの気がします。まともにいっているのは岩手県などいくつかしかありません。選挙とかいろいろな事を、何か最後は次の選挙のことばかり考えてしまって、というのがありますね。最初の仕組みだけきちっとして、あとはできるだけ振る、という事でしょう。やっぱり基本合意書を作ってもらう。鶴岡市長が入る、入らないないはどちらでもいいが、とにかく協議会では賛否を問うと。

長メモは一つの方向性として財政再建団体になると言ったわけです、箸の上げ下ろしまで総務省の了解がなくてはできなくなるんです。院長先生が腹を決めて、ではお金を出すと言うのであれば、一切を氷解させて、独立行政法人化でいくのではないか。

独法化が一番難しいのは、非公務員型にできるかどうかです。これはかなり難しいと思います。だから組合との問題があって、市長がそこまで踏み込めるかどうか。公務員型でいった場合、この重い数字を引きずっていく事になるでしょう。だからこの辺は難しいですが、流れという事でそれこそ最後のご奉公です、部長。何を残してここを去るかという事です。

小山田惠委員　これは難しいですよ。（市立病院も県立病院も）両方公務員です。統合するときの条件は、今いる人の身分を完全に保証する。そうでなくては進まないと言っているわけです。そうすると組合も納得するわけです。それから片方は県です。県は（病院が）５つあるから県の中で人事交流をやっているわけですね、事務局とかが。そこに行った人が今度は公務員でなくなって、他方は公務員だと。これはもう収拾つかないと思いますね。全部非公務員にするなら別だけど。

栗谷義樹委員　公務員身分の先々に対するイメージをきちんと描かせれば大丈夫じゃないかという気がしますけど。

長隆委員長　両方の院長先生が膝詰めで皆さんと話し合って、できるだけその方向性を。会長にも報告しましたけど、名古屋市の改革委員会報告を一昨日、市長に出してきましたが、人件費比率45％という目標を明確に報告書に掲げました。繰り出しなしで。実行できなかったら院長を解任するという報告にしています。できるかどうか言いっぱなしになるかもしれませんが、やる。

それから一番重要なのは、組合との交渉は公開、議事録を残して、名古屋市民に公開することにしましたが、できるかどうかでしょう。だから独法にする、非公務員型にすることの組合との交渉は、公開の中で行う。できますか部長。この議事録を公開するのです。だから組合も退職金をもらえるのですかという試算をきちんと示すべきです。このままいったら酒田市でさえもらえなくなりますという状況を、数字できちんと示す。団塊世代がどういう構造になっていって、引き当て100％かもしれませんが、こういう状況の中で今やめたほうがいいですよというほうが説得があるでしょうから。山形県は立派です、来年財政再建団体になるなんて言えるのは。そこは立派ですよ。なかなかよく言い切れないですから。

久道茂委員　山形県は県立病院にどのくらい負担金を繰り出しているのですか、一般会計から。

佐藤事務部長　平成16年度で100億円プラス公立置賜病院分の繰り出しです。

久道茂委員　100億円超、それは大変です。

長隆委員長　練馬区よりは小さいと思いますけど。

栗谷義樹委員　実際には、退職金が総務部の人件費に計上されていると聞いています。平成15年に全適してからも退職金はそういう扱いになっている。

久道茂委員　日本海病院や県立病院は引き当てしているのですか、退職金引当。新規採用の分もしていない？

佐藤事務部長　していません。一般会計で退職金は出していると聞いています。

久道茂委員　酒田病院は引き当てしているでしょう？

栗谷義樹委員　引き当てしています。

久道茂委員　県は引き当てもしないでこの状況なのですね。

長隆委員長　厳しく言ったほうがいいですが。

久道茂委員　福岡は民営化の時に3年間で35回、労働組合との交渉をしたということで大変だったと思いますが。

栗谷義樹委員　組合との交渉は全部公開したほうが事が運ぶと思います。組合の言っていることが常識的かどうか、市民が判断したほうがよいでしょう。かえって公開したほうがいいと思います。

長隆委員長　絶対した方がいい。時間がかかります。とにかく何も問題のないときから、組合との交渉は議事録をきちんと公開する癖をつけておく。変な事は言えないようにすることでしょう。今の若い人たちは将来、職場を失う事を少しずつわかるようにしていかないとまずい。組合員も真実を知る必要があるでしょう。常識を外れているのは一部幹部、職業的幹部だけがですね。

名古屋市では各院長からお願いされたのです、実は。名古屋市の事務当局本部で交渉をやっているから、ぜひわれわれに組合の交渉をまかせてくれと陳情があったのです。われわれが直接組合と交渉すれば、こんなにひどくならない。名古屋の場合には二次救急ですけれど、5時になると帰ってしまう。われわれはやりたいのだと、夜間もやりたいのだけれど、やらせてくれないと言うのです。事務当局がです。事務当局に本当にそうなのか聞いたら事務当局は黙っているのです。

その中で、一部労働過剰になると。だから労働過剰になる事を名古屋市民に言った方がいいと。お説教ではなく事実だけを公表すればよい。

栗谷義樹委員　5時15分に全員帰ると労働過剰だと言っている事を皆に…

長隆委員長　言えばいいのです。労働過剰ですね、というふうに読む人もいるだろうし。

栗谷義樹委員　民間レベルから常識を外れたものであれば民間が判断するだろうし、どっちの言い分に分があるのか、市民が判断するでしょう。

長隆委員長　毎年、一般会計から巨額に繰り出していて、二次救急やるのは恥ずかしいと思いませんかと僕は言うわけです。黙っていますよ。だけど5つの名古屋市民病院の院長全員が支持してくれました。共通の認識がある。働いている人の。一番いけないのは組合の役員の方です。そんな事で、現場は大変です。

佐藤事務部長　あとは今、2院合わせて病床数928床ですね。それが仮に一緒になりましょうと。今も日本海病院は528床しかないわけです。それでは足りないのではないかなと思うのですが、528床で足りるという議論にはならないと思うのですが、その辺はいかがでしょうか。

小山田惠委員　地域医療計画では多いでしょう。

佐藤事務部長　いや全体的には足りないです。

久道茂委員　いやいや庄内二次医療圏の中では。

佐藤事務部長　今の計画でいきますと、若干少ないとなっていますが、ただ将来的には急性期型は多くて、療養型は足りませんと。これは何年か先の数字ですが。

栗谷義樹委員　北庄内サブ医療圏は確か6床くらいかな。計算上足りないのは。

佐藤事務部長　そうです。6床くらい足りないと出ています。それが1つの建設計画の基礎的な考え方になっています。ですから建設してもいいのではないかという議論になっているのですが、現実的にはもう急性期は多いし、療養型は足りないということはこの先、当然考えられる数字です。

長隆委員長　会長がよくおっしゃっているのだけれども、ベッド利用率95％を目指すとすれば酒田市は85％、日本海は82％、目標95％にいった場合、かなり減らしてもいいだろうということがあるでしょう。簡単に言えば。その分と医療計画と総合勘案して協議会ではそれなりの提案を具体的にしたほうがいいと思います。その後どうなるか。多少減らしてもいいのではないかと、10％程度総合では、100床程度合計で、最低でも。後は分院の問題もあるでしょう。療養型にして適正配置すれば、在院日数もどんどん減らしていくところに報酬をプラスにしていく方向性もあると思うのです、基本的に。そういう方向性を睨んでやる、95％絶対に死守という感じでやっていく。あまりゆとりを持たないほうがいいのではないか。

佐藤事務部長　たとえば、以前院長といろいろ考えたわけですが。形作りですが、急性期は日本海病院に若干増床して急性期型はそこでやって、うちの市の病院は療養型にして、廃止ではなくて、廃止になりますと市民感情とか議会でもノーだと思いますから。その表現は少し工夫して、600床くらいの急性期の病院1つと、後は後方支援として市の病院は療養型、八幡病院もありますから、そういった形に転換しながらひとつの形を作って、後は運営スタイルは独法化か、一部事務組合か、認定医療法人か、いろいろ議論はあると思いますが、そういった形を作って議論していかなければ、という話はしたことはありました。

栗谷義樹委員　前の委員会で話したかも知れませんが、将来の平均在院日数14日くらいに想定した場合、現在の北庄内の病床利用率、それから両病院の平均在院日数からみると急性期一般病床でいいとこ570床もあれば十分です。その内、民間の病院の一般病床が100床ちょっとですから500床も要らないくらいになるかもしれない。民間を考慮に入れない場合は570床くらいでいいだろうから、当面すぐに整理できない段階では50床くらい増床して、それと後方病院として150～200床位作れば雇用も吸収できます。日々雇用の人たちはなかなか難しいですが、少なくとも正規の人たちは大丈夫だろうと、ラフな試算ですけれどもしてみて一応このあたりが目安かなと思っていました。でも、14日以下で回すのなら今の日本海病院だけで十分になるかも知れない。後方病院があれば。後は周辺の介護施設を有効に利用することができれば。今の病床数だけでも十分やれるかもしれない。

長隆委員長　会長がおっしゃるように、院長先生同士が事実上合意して会議に臨めばとんとん拍子にいくのではないでしょうか。

小山田惠委員　市立病院がそうなってもいい、そういう形態も十分納得できるという姿勢があれば、向こうも簡単に乗ってきますよ。というのは向こうを急性期にして、こっちを療養型にしてもよろしいという選択肢もあると納得できるのであれば。

栗谷義樹委員　確認しておきますけれど、ドクターと医療職2、3の人たちの雇用は絶対ですので、その前提条件は必ず守られなければなりません。

長隆委員長　独法化で、均等に理事会を構成して、対等の形で両施設を運営すると、どっちがどっちというのではないです。だから成功した三井、住友の合併に習ったほうがいいと思います。対等なんです。本当は吸収なんです。ご存知のとおり。三井は救済だと記者が質問して西川さん（住友銀行頭取＝当時）は怒った振りをした。あれだと思います。お金持ちが貧乏人を吸収するわけですけれども。でも怒った振りをし、対等だと。だからうまくいったのです。その方式です。どちらが理事長をやるとか院長をやるというのは、それぞれ力によるということでしょう。力のない人はやられないご時世になってきています。

高橋アドバイザー　その時、ちょっとずれるかもしれませんが、看護師のグレード的質にどちらの病院のほうが高いか、明確にありますか？病院の運営上、看護師の質がかなり決め手になるところがあると思います。日本海病院がこれだけ赤字の中で看護師がきちんと機能しているかどうかを考えた場合どうなんでしょう。

栗谷義樹委員　はっきりしたスケールはないですから難しいですけれど、単純な接遇面とかそういうのではうちの病院の看護師の評判はいいです。実際、新患の数も多いわけですけれど、それは看護師の技量によるところが大きい。ただ、実際の急性期医療の業務能力としてどちらが上かというと難しいですね。

高橋アドバイザー　それとそれをきちんと仕切っていく看護部長の力ですね。病院長も先生も非常に大きな課題ですけれど。看護のところもしっかり手立てしておかないと組織風土が違うものが一緒になるわけですから。どういう風になっていくか、やはりそういう仕組みづくりも一緒に考えていくことがこれから出てくると思います。合併に一番重要なところはそこだと思います。組織風土の違う人たちがどのように一緒になっていけるか。

長隆委員長　数字から見ればのんびりやっている、日本海は。

高橋アドバイザー　という風に私も見ていたのですが。

長隆委員長　看護部７４人（１００床当たり）、こんなにいるんですか、日本海は。間違っているのではないのですか。

久道茂委員　看護職は医療職３ですね。

佐藤事務部長　そうです。

久道茂委員　最高職が６級ですか。

佐藤事務部長　そうです。

久道茂委員　酒田病院は６級もらっている人は何人ですか。

佐藤事務部長　看護部長と副部長３人で合計４人です。

久道茂委員　1人ではない。

佐藤事務部長　そうです。

久道茂委員　日本海は？

佐藤事務部長　日本海は、看護部長1人、副部長2人です。6級格付けです。

久道茂委員　一度両方の病院の給料表を。僕は給料ピラミッドといっているのですが、看護部長がトップで最高級の6級は1人でいいのです、本当は。こうなるべきなんです。その歪みが結構ありますよ。たとえば長崎は6級の人が52人いるんです。馬鹿みたいな話です。あそこの矢野管理者が頭に来て俺はこれを直すと言っていますが、どうやって直すかわかりませんけど。本当にひどいです、52人いるのだから。

それを私の管轄する県立3病院をみると6級は3人しかいない。これは各病院に1人だけ。6級の下の5級は多くて4級がぐっと減る。

これを両方をやってみないと。そうしないと給料は高いけどさっぱり仕事はしないと。52人も6級をもらっていたら責任は負わないけれども給料は多くて、こんないいところはないと。勤続年数長い人いっぱいいますから、かなり不満が出てくるんです、いい人から。他の職種はピラミッドを作るほど人はいませんから、まずは看護師です。これをやってみると面白いですよ、本当に。うちはこんなになっていると。

長隆委員長　大変いいことを聞きましたね。

佐藤事務部長　いろいろなねじれが出てくるのですね。現実的にそうです、当院も。

栗谷義樹委員　公立置賜などは合併して元の給与体系をそのまま持ってきたので、俸給表は移動前勤務地のものをめいめい持っていると聞いています。

久道茂委員　それは期限付きにしなければだめです。

高橋アドバイザー　そうなってしまうとJALの話ではないですが、JALとJASが合併して給料が違うまま現在のJALに繋がっているわけです。制服は一緒だけどもみんな飛ぶところが違う、昔のまんま。給料体系が全部違う、そうするとああいう事故やミスが当然出てきてしまう。病院でこれがあったら大変な話ですから。

栗谷義樹委員　仮に独法化できたとすればクリアできる、リセットできるわけですよね、給料表に関しては。

小山田惠委員　ですから県の立場から言うと5つあるもののうち1つをまったく切り離して職員も、そして独立したものができるかというと、かなり難しいです。というのは今まで5つの病院の中で人事交流をやりながらやってきているわけですから、こっちの人がそっちに移るとか、こっちに残るというのはかなり難しい。

久道茂委員　議会から出ます、絶対。なぜ他の県立病院を独法化しないのかと。現に宮城で言われているのですから。４つの県立病院のうち１つは子ども病院、民間委託している。それを今度、独法化する。何で他の残っている３つの病院も独法化しないのかと出ています。

今こっちは経営健全化がうまくいっている。予定通り何の不良債務も発生しないでうまくいっているから、これはこのままでいきますという説明です。同じ質問はどうしても出ます。独法化がいいのであれば何で今のもやらないのかと。

長隆委員長　やっぱり極秘に進めていた。寄居こども病院、埼玉県立の、完全に民営化したのですが、私にさえ知事は教えてくれなかった。完全民営化するだろうと寄居こどもは言われていた。ベッド利用率２０％だったのです。いろんな雇用問題も全部含めてどうするかは本当に健康福祉部長に聞いても申し上げられないというのです。何で秘密にしたか。委託先は秩父の何とか病院というところですが、僕も知らなかった。それだけ知事も極秘にやっていた。議会でいじめられないように、ということらしいです。いろんな噂が出ていました。でも聞いたら意外なところに落としました。誰も引き受け手が無いようなところでしたが。いずれにしても秘密を守ってやらないと、会長おっしゃるように、いいと思っても、では他はどうするのかと不満が出る。

まあ山形県は破綻しないという前提ではそうでしょう、けれども秩父の寄居こどもよりも追い込まれているのではないでしょうか。本体が大変なのだから。だから、私は意外と（再編は）

いけるのではないかと。

久道茂委員　ただ、この話は県のほうから来るんですか。どうなんですか。

小山田惠委員　県の方で作ります、協議会を。

久道茂委員　県がですね、この問題に関して。

小山田惠委員　そうではなくて、地域全体に関して。

久道茂委員　地域というのは、庄内地域全体ですね。

小山田惠委員　そうです。

栗谷義樹委員　県議会の答弁ではあくまでも病院間の業務連携です、現在のところお話されているのは。再編ではないです。ただ、本音で話し合う協議会を1回だけ設けたいというお話は内々で漏れ聞いております。

小山田惠委員　それはやらないと酒田病院はだめになるのです。それはしっかりと言ってあります。それはやらないと市立病院は一人歩きして、勝手にやらざるを得なくなります。それでいいのかと言ったら、それは良くないと言っている。では早く協議会を作りなさいと。そうすればこちらが少しストップする。

栗谷義樹委員　そもそも今回の話も2、3年くらい前に首長が建てますと言ってくだされば何もこんなことをする必要もないのです。でも今回の外部委員会の答申に県が応じていただけない場合は、改築するしかないと思っています。

長隆委員長　それはそうでしょう。

栗谷義樹委員　それ以外には全員生き残る道はありませんから、また、どんな苦しいことがあっても進むしかないと思っています。

長隆委員長　その辺は会長がちゃんと調整してくれますよ。

栗谷義樹委員　ありがとうございます。

長隆委員長　知事と会うところまできたのも大前進です。知事だって会うと言うからには全然、知らないのではないでしょう。

栗谷義樹委員　知事と会う予定はあるのですか。

小山田惠委員　僕が知事に会いたいと言ったら、いや知事さんでなくて結構です、われわれに相談していただければと。私はそれで良いと言った。それで後は、横山先生はどうなのですかと、考えを聞いてくれと言ったら、現状ではダメだということは認識していますと。で両方が両立するような、といいますか、2つの病院だけじゃなくてあの地域全体のことを考えようと、それまで、待ってやれないかと。それはいいが、ただ期限はあります。長々とやられたら困るので、それであれば我々も協力せざるを得ない。それでいいですねと。それはわかったと。それではなるべく早く吸収合併なのか、両方置いて機能を分担するか、そのようなことをなるべく早く決定してほしいと言ってある。

栗谷義樹委員　今回の協議も短期間にということで、３回目の協議はいつやるか県のほうで言っていたのでしたっけ。

佐藤事務部長　８月５日が第1回目で、県のほうは3度でまとめようということのようです。2度は公開でやりまして、１度は非公開でやりましょうということでそこまでの連絡はきております。で最終回が何月というのはまだきてないですが、短期間で会議をやりましょうというお話でした。

長隆委員長　ですから久道先生、かなりのところまでいくのではないでしょうか。

久道茂委員　まったく県が話に乗ってこないようではどうしようもならないと思っていたのですが、そういうことではないのですね。

長隆委員長　県にすれば千載一遇のチャンスでしょう。県も生き残れるかもしれないですからね。今までそういう深刻さがないという点が問題だったのです。

久道茂委員　県は保健福祉部の医療整備課が担当ですか。

栗谷義樹委員　健康福祉部の健康福祉企画課が担当です。

久道茂委員　地域医療を専門にやる局長とかはいないのですか。

佐藤事務部長　それは健康福祉部長だと思います。

久道茂委員　宮城県の例を言いますと、今年から新しい組織を作ったんです。今までの保健福祉部は知事が福祉の専門家ということもあって、福祉と介護がほとんどなのです。頭の中に地域医療はほとんど入っていないんです。したがって県のやる地域医療計画というのは何年かに一辺、文章を書いて必要病床数を詰めるというだけの話で、毎回文章が同じなのです。誰も地域医療のことを考えないし、大学にも折衝する部局がないということで、これではだめだと知事にかなり言って、医者の資格を持った人を局長において医療整備課長も医者でないと、という話をしないと、とてもじゃないが大学に行ったり、あるいは県内の医療機関を回ることも、しかも責任のある人がいないとだめだし、医療健康局長というのを作ってもらったのです。

その局長には宮城県に人がいなかったので、厚生労働省からドクターに来ていただき局長とし、その下に医療専門官を置いたのです。ですからその人たちは年がら年中地域医療のこと、医師確保のことばかりやっているのです。

もう一つは県が大学に地域医療の講座を作ったのです。それは3年間の時限で、年間4千万円の予算で。それをやる代わりに地域医療の仕組みを大学として責任を持って考えてくれと。その研究報告だけでなくて、それに見合った医師派遣も含めてきちっとやってもらうというので、今回は予算化して新しい事業を6本ほど入れたのです。ですから新しい局長を入れたということと、それに医療整策専門監、課長級を置いて、これがまたものすごく頻繁に動くのです。

大学にいったり、県内を回ったりね。もう山形県まで押しかけていったり、医師確保のために。もう来るなと言われ、でもやっているのです。それくらい腰が軽くて。成果が見えてきているという感じがします。

ですから、置賜のことで全国から脚光を浴びて見学に来るのが多いところなのだけれど、本当の意味で、山形県全体の地域医療をどうするかを考える専門のドクターを配置する必要があるのではないかと思うのです。

長隆委員長　何か補足するようなことがあれば。

次回は8月18日ということで如何でしょうか。

2時45分　終了

市立酒田病院改築外部委員会会議録（第3回）

平成17年8月18日（木）午後1時35分　開会

（開会）

佐藤事務部長　第3回目の委員会を始めたいと思いますが、今日が最終回ですのでよろしくお願いいたします。

第2回以降の経過（省略）

（協議）

長隆委員長　まず、各委員からご質問ございますか。

久道茂委員　山形の県立病院は全適でしたですね。

佐藤事務部長　全適です。県立病院5病院ありますが、みなし償却している病院としてない病院等色々ありますので……。

久道茂委員　それは病院ごとに処理が違うんですか？

栗谷義樹委員　みなし償却してるところと、してないところとがあります。

久道茂委員　それは途中でみなし償却にはできませんが、そういうのは出ると思うのです。

たとえば償却期間がみな違うのだから、今まで普通の償却でやっていたのを途中からみなしにはできません、新規のでないと。だから病院によってばらばらな償却の仕方があると思うけれど、それは説明すればわかると思うのだけれど。

栗谷義樹委員　日本海病院は今年度からみなし償却をやると県の病院協議会の席上で聞きました。

久道茂委員　いつ作ったのですか？日本海病院は。

佐藤事務部長　平成5年です。

久道茂委員　それは途中からできないです。そうですよね。何か特別の理由があって、それが合理的で認められる理由であれば、ないこともないけれども。普通は新規の償却を始める時からしかできないわけですよね。

佐藤事務部長　県立中央病院は最初から、平成12年ですか建設されたのが、最初からみなし償却と聞いています。

長隆委員長　他病院借入金をマイナスとして流動資産に表示しているなんて、あり得ない話です。県自体が財政再建団体になるであろうという事を公表しているわけですが、そうならないように一般会計からの繰り出しを半減させる決断があった様ですが、別に秘密でも何でもないわけです。しかし、簡単にできるのか。知事の方針であることが明らかになれば、何が何でもやるということになるでしょう。

栗谷義樹委員　去年の決算で県立病院全体の現金が17億5、6千万円ぐらいですかね。だいたい繰り入れが100億円ちょっとですから、繰り入れが半分に減るとすぐ資金繰りできない状態になると思うのです。

久道茂委員　内部留保資金はどれくらいですか。

佐藤事務部長　17億5千万円ぐらいです、5病院で。

長隆委員長　財務内容の正確な開示ができないくらい追い込まれているのではないか。

久道茂委員　そうすると一時借入もどこかに隠れているんですかね。一時借入ないと5病院は回らない。

長隆委員長　本当に病院会計の中だけの融通なのですかね、私はどうもくさいと思っています。年度末の現預金残高50万円？だから30億円一時借入しているということですか。1年以内に返済可能なのか。いずれにしても正しい情報を出してもらわないと困りますね。

佐藤事務部長　それで8月5日連携協議会がありましたが、その後、市当局とわれわれと病院局と県当局と4者で話し合いをしましょうと連絡は入っています。盆明けと言われていますから話し合いをすることになると思います。

長隆委員長　公立病院の財務内容を隠ぺいしたり、仮装するなんて事は考えられません。指導が入る前に知事もリーダーシップを発揮されたほうがいいのではないでしょうか。公営企業法に違反している可能性があります。公営企業年鑑に出したものと、一時借入30億円あるものと比較表を出してくれませんか。どう公表されているのですか。

久道茂委員　公営企業年鑑のデータはすぐ出るでしょう。

佐藤事務部長　あります。

長隆委員長　コピーしてちょっと見せて下さい。

小山田恵委員　ただ、県立病院の赤字がどうで、今後はもたないから統合するというのは、こちらの勝手です。もともとこの病院が古くなって建てざるをえないから改築論議をやっているのであって、向こうがこの病院は建てなさいというならそれでいい。考えなくてはならないのは向こうです。こちらが根掘り葉掘り向こうの赤字について言う立場ではない。

それでこの間、私、仙台の会議の次の日に電話で青山部長に話したら、ここにも書いてあるように、何ら予断はありませんと。5日にやる会議はどうなのか聞くと、そこではこの問題はいろいろ複雑なことがあって意見が出るだろう、そこでも具体的なものはないので、なるべく早い時期に本当に腹を割って話したい、こちらは白紙ですと。そこから出発するのです。

それはなるべく早くやって欲しいと言ったら「わかりました」と。そこでだいたいの方向を決めて合併するのか、あるいは合併できない、生きる道を探せと言うなら、その決断を早くどうかと。2、3年待てないか、待てるのならまだこんなことをやる必要はないと。こちらはもう待てない。というのは決断が出てからあと4、5年掛かるわけですから。

決断だけです。データを分析したり外部監査するのは向こうの話で、こちらはこちらでということで、今度は実際に建てるとなると、グランドデザインでいいかどうか検討して、すぐ地方課なりと相談する。

佐藤事務部長　マスタープランが3月でできあがりましたから、本来は事前協議に入っている時期です。370床の計画ができた、では起債をお願いしますということで市町村課で協議に入っている時期だと思います、本来は。今の連携協議会もスタートしたから、その動向も見なくてはいけないので、会長がおっしゃるとおり作業を本当はしなくてはいけない状況だと思っていました。

久道茂委員　パソコンで調べられない？日本海だけでいいから。

長隆委員長　メディアがいろいろな形で市民、県民に伝えると、県の言っている事はもっともだと思うかもしれない。真実の情報は何らかの形で自発的に開示してもらったほうがいいでしょう。そうしないと、統合といったって、お互いの職員が真実の情報を知らないのでは納得できないかもしれません。

県には本当はいいと思っている人がいるかも知れません。わかりやすい形の開示はお互い必要です。同じ基準でやるとどうなるかが必要です。今日は、B案を中心にご議論いただくことになっています。本題に入る前に雑談的にいろいろお伺いした。

佐藤事務部長　久道先生には先ほどお上げしましたが、これまで俎上に乗った３つの案を改めてコピーして配布します。

栗谷義樹委員　この話は、国の財政破綻と根っこのところで繋がっていることでしょう。そんな話をきちんと議論すべきだと思います。

長隆委員長　協議会で。

栗谷義樹委員　オフィシャルな席に行くとそうなってしまう。必要な地域医療は確かにあるけれど、必要な地域医療を提供し続けるにはお金が必要なわけで、継続不可能な状態をいつまでも放置する事は許されない。

長隆委員長　この委員会で現実的な案で具申すれば県も耳を傾けてもらえるのではないかと思います。院長がおっしゃることは今日本全体が抱えている問題で、聖域とか核心に触れないでやっているからみんな先送りになっている、僕はそういう事は続けられないと思います。

小山田惠委員　この前出た３つの案ですね。この委員会で討論を進めるにあたって、県立病院との協調、あるいはこういう方法があると、これを早急に検討してやるべきだというのをこの委員会で出すべきです。少なくともその方向で今、何年まで、たとえば建物あるいは一般的な環境から見て、何年ぐらいまで持ちそうですか。

栗谷義樹委員　物理的に病院が崩れてしまうことに関しては大丈夫でしょう。兵隊さえいれば大丈夫という自信はあります。

小山田恵委員　建物自身はそうだとしても、後は患者のアメニティとかそういった面ではどうですか。

栗谷義樹委員　そうですね、それもあるし、後は医師確保も大きな問題です。

小山田恵委員　その建物、設備も含めて。今のキャパシティではやっていけない。ですからそういうことを考えると、やはりいくら考えてもあと1年以内に方向性を決めないと、実際にやるには5年かかるのだから。

栗谷義樹委員　釜石の場合には業務調整が失敗したようですが、それに関してはやってみないとわかりませんが、業務調整の段階に入ればいろいろなやり方ができると思います。統合再編された施設のイメージをきちんと共通認識させて。だけど市立の仕組みを取り入れなければ長続きはしないと思いますし、自治体病院協議会にとってもよくない道ではないでしょうか。

小山田恵委員　この病院のトップもう待てない状況ですと、こちらの方で色々検討した結果、こういう解決案がある、これを早く協議の場で少なくとも1年以内で決めてもらわなければ困る、困るというか独自で進むしかないと。それをはっきりと1年以内に決めてくれないと。

栗谷義樹委員　そうですね。

小山田恵委員　あるいは今年度中でも。

栗谷義樹委員　同じように繰り入れをもらっているわけですが、繰り入れの系統は縦系列です。全体の業務評価はあまり行われず、医師派遣もシステム評価と関係なく送り込まれる。それはおかしいのではないかと思います。

小山田恵委員　こちらから見るとおかしいことも、彼らの体質の中では、おかしいと思う認識があるかどうかもわからない。こちらの言い分であって、第三者もそう考えるかも知れないが、向こうは大きな迷惑だと考えるわけです、実際にその実感がなければ。

こちらとしてはとにかく最初に発案したように、向こうの病院が赤字だからこっちをうまくしようという発想ではないわけです。ここは古くなって建て直さなければならない、しかし建て直す場合どうあったらいいか、その認識が向こうになかったらこちらは独自の道を歩んで早く将来に向けた建築、建設を急ぐべきです、方向性としては。だからそういう協議会を早くやって、方向性の結論を今年度中にやりなさい、やらなかったらわれわれは独自にやります、2年、3年待って。その結果、またこれから検討会をやるといっているうちにこっちもだめになってしまいます。

栗谷義樹委員　それはそうですね。

小山田恵委員　何もこれにこだわっているわけでないので、一つの案として考えられると。県立病院の経営も悪い、こちらはこちらでまだいいけれど両方でやっていかなければ地域医療も確保できなくなるから、やっぱりこちらとしては統合の方がいいと思うと。しかしこれは協議でやることなので、そこで協議をして統合案がいいのか悪いのか、少なくとも統合するのかしないのかの決断は、知事でなければ意味無いです。

長隆委員長　そんなにかかるんですか。

小山田恵委員　かかりますよ。

長隆委員長　来年できるかと思った。そうですか、5年もかかるんですか。

小山田恵委員　仮設住宅を作るのではないですよ。医療機器だって計画を立ててね。

長隆委員長　財政再建団体になると県が公表しているわけですから、来年以降抜本的に一般会計からの繰り出しを減らすことは当然行われるでしょう。

佐藤事務部長　専門的にやったわけではないので、今日むしろお聞きしたかったのですが、独法化で前回は非公務員型で出たのですが、非公務員型ですとやはり色々雇用の面から大変だということで、公務員型であればという話になり、それで今回の第一案には公務員型で独法化を載せたということです。

形としては独法化して、50床増床して578床程度で、急性期型の病院は日本海病院に一本化しましょうという案です。酒田病院は慢性期型の２００床ということで、外来診療もリハビリもやりながらそういった形作りにしましょう。院長といろいろ話をしていますが、雇用も相当吸収できそうだということです。当病院にもはりついて日本海病院にも異動して、全体として１つの法人の中で雇用もある程度守って。ただ一部雇用調整は必要かと思います。これはこれからの話し合いですから。

ただ問題は、前回話題になりましたが、５つ県立病院があるわけですが、その１つの病院をここだけ公務員型の独法化にできるかというハードルはあると思います。現実的にどうなのかちょっと会長から後でお話しいただければと思います。形としてはまずこういった形が一つ。

第二案につきましては、当初から話題にしていました、むしろ酒田市がこういった形を提案したわけですが一部事務組合方式。形は同じです。５０床足してうちの方は慢性期病院にして、雇用も吸収してということですが、形自体は独法の一案も二案も変わっていません、運営形態が違うだけです。

あとは先ほどから会長がおっしゃっているように、もう一切気にしないで日本海病院は日本海病院の話だから改築に向かうべきだと、こういう結論もあると思います。これが第三案。

独法化にした方がいいということであれば、その方向で県との話し合いをしたいと思っているところです。

長隆委員長　事務方かコンサルタントにお願いしたいのですが、統合によって市民のためにどういうメリットがあるのか、デメリットがあるのかそれぞれ一覧表を作ってもらうと説得力があります。何故、非公務員型にしないのかという意見が当然出てくると思うのです。第一案でいかなければならないとはっきり書いたほうがいいのではないでしょうか。議会に対する報告でも、国立大学だって非公務員型でちゃんとやっているのではないかと。両方の議会、県議会、市議会が決めることですが。本委員会は客観的、公正にやりたい。久道先生のところは非公務員型でやっていらっしゃるわけだから、説明が必要でしょう。一旦公務員型にすると非公務員型にできないのですね。

久道茂委員　できないですね。

小山田惠委員　このところを上の公務員型と決め付けないで、非公務員型が望ましいというように。

佐藤事務部長　はい、この辺はこれから十分検討して。院長もむしろそう思っていると思います。

栗谷義樹委員　その方がいいと思います。

長隆委員長　事務局長が先頭に立って実際にやることになるのだから。

栗谷義樹委員　公務員型にしてみても今の状況では１０年先どうなっているかわからない。

長隆委員長　組合に対して雇用を確保するという院長の強い姿勢を私も支持します。その具体性が必要です。説得力のある具体性が。福祉の事業だとかですね。それから今度、市町村合併で市立になる病院はなんという病院でしたか。

佐藤事務部長　八幡病院。46床、急性期型です。

長隆委員長　院長のポストはいっぱいあったほうがいいんですね。事業全体では縮小ではなく拡大の傾向の方がいいのかもしれません。訪問看護ステーションだとか、ショートステイだとか、ありとあらゆるものを検討してほしいです。少なくとも黒字にはならないかもしれませんが、赤字幅も大幅に縮小するのであればよいのではないでしょうか。

社協（社会福祉協議会）との合併も検討してほしいですね。おいしいご馳走を民間でやられているのであれば、公の方で吸い上げるとか、要するに今まで民においしいものだけとられた分は見直しできるということをコンサルタントによく計画を立てさせて、最終的な方針に盛れればと思います。非公務員型であるけれども雇用の確保があるということで、頑張ってほしい。

最初から降参して公務員型で簡単にできますというお手軽なのはちょっとどうかです。宮城県を見習えと僕は言っているわけです。来週、愛知県議会で講演するのですが、宮城県を見習えとやるのです。やればできるんだと。非公務員型が望ましい。最終的に議会や組合との協議上なるのかならないのか。今こういうご時世ですから、選挙結果によってわかりませんね。いずれにしても職場の確保ができること、団塊の世代が退職期を迎える状況の中で、従業員のための満足度からいえば退職金が払える体制にあると。年金制度を果たして官で維持できるかということもある。そういうものもよく比較表を作ってもらいそれを公表して団体交渉に臨むのもいいのではないか。

事務局が内緒でこそこそと労働組合と交渉しないで、公開の席で本委員会、あるいは資料を基に公開の席で、交渉を始めることになるでしょう。組合は何で公務員型でないといけないのかを説明しなくてはいけないでしょう。今年度中に何らかの形で予算措置をする場合はするでしょう。県の予算、年内に、12月までには。

松本企画調整部長　そうですね。もうじきでしょう。

長隆委員長　だからそれに合わせた形で、意見を出すべきでしょう。こちらは8月、今日で終わりですから、その後いろいろ事務方で整理していただいて、委員会の答申に合うような形で、9月にはそれなりの予算措置を検討していただいて、さらに進めるか進めないかになるでしょう。それから定数管理の対象外ってどういう意味ですか。

佐藤事務部長　雇用については定数管理外ですと、独法の。まあ非公務員型もそうですが。例えばうちの病院看護師が何人と、定数を決めながらやっているわけです。そういうことが対象ではないということです。

栗谷義樹委員　それは独法の通則法というか、付随した話ですね。

久道茂委員　僕もやはり非公務員型が望ましいと思います。最大の理由は人事の弾力性です。人事の弾力性という、運営が非常にやりづらくなることがひとつあると思います。なぜ非公務員型を選ぶことになったかという比較を書いておく必要があると思います。こういうメリット、デメリットがある。これはいっぱいあると思う。独立行政法人化する方向として公務員型は議会、市議会、県議会含めて納得しづらいと思う。黒字病院をやるのならどういう方式でもいいですが、とくに日本海病院のようなところで人件費の問題も大きいと思うのです。そういうところに公務員型を提唱することはたぶん議員は納得しないと思いますね。

長隆委員長　非公務員型じゃないと納得しない。

久道茂委員　いや、公務員型だと納得しないのではないかと思う、議会は。地方独立行政法人化する場合、一番最初は何のためにするか、目標が大事だと思います。もちろん医療の質の問題も重要ですし、経営の健全化も。この3つだと思います。

とくに庄内地方の日本海病院と酒田市立病院の役割分担を含めたことを、今までまとめたことでいいですが、きちっとこれを目標にしておく必要があります。

もちろんそれは継続性が保たれるかどうかが大事だと思います。今議論しているのはあと何年もたないという話ですから。県自体がもたないという話でこういうことを勘案した場合には法人化をとらざるをえないという説得力のある話にしていく必要があると思います。
次の定款。定款作成のときは当然、定款にあわせた評価委員会規定を出さなくてはいけない。これは法律で定められています。

3番目の認可は、県知事でなく総務大臣です、知事は申請するほうです。

4番目の理事長任命は総務大臣ではなくて県知事です。理事長だけでなく理事長及び監事を任命です。理事長は理事以下の職員を任命する、こういうことになります。

会計は企業会計原則です。

それから運営費交付金等。この中に運営費交付金のほかに、運営費補助金を入れたほうがいいです。運営費交付金はいままでの地方公営企業法で繰り入れをしたルールに則ったものです。これは運営費交付金となります。補助金というのは立ち上がり資金とか、最初は必要だと思います。

そういうものの交付を受けて、法人が弾力的に財務運営。

業績反映の給与の仕組み導入、これもいいですね。

定数、ここでいう定数というのは条例定数のことです。たぶん病院全体の、県の日本海病院にしても酒田病院にしても、定数があるはずです。その定数の範囲内で条例で定められた定数のかなりの内輪で病院定数をつくっているのではないかと思います、看護師の数はいくらとか。

ですから多分かなり余裕があるでしょう。院長の裁量でもっと採用できるようになっているはずなので。ただ、この場合も法人化すれば定数管理の対象外になります。

それから、ここに年金のことが書かれていませんが、非公務員型でも共済年金の適用になります。ですから職員に対する説明のときに年金の問題に不安を持っている人にはこの問題はクリアできると思います。

あと当然この場合、いったん公務員を退職するわけで、退職したうえで再雇用ですので、再雇用の条件とかいろいろな問題、院長先生がおっしゃるように配慮してやるということで。ただ、そのとき給料の下がる人、上がる人が出てくると思います。それは当然やらざるをえない。「いいとこどり」だけすると高いほうの病院の給料となってしまうので、まずいですから、この厳しさも職員にきちっと理解してもらうことで情報開示をするのが大事だと思います。

長隆委員長　院長先生ご自身が出来るだけマスコミに登場されて統合によって医療の質が守られる、あるいはさらに良くなるということをよく、ＰＲを積極的にすべきだと思います。医療の質が高まるとか、医師の招聘にも有益、重複診療科を排除して、優秀な医師を招聘することができるとか、積極的に打って出る必要があると思うのです。次の議会までに、事務方でよく調整されて市民に誤解を与えないようにしなければいけない、組合にも。

院長自身が出ることが一番大事だと思うのです。医師である院長の発言はきわめて高く評価されると思います。知事、市長よりはるかに高いはずで、逆に向こうの院長にお願いして方向性について協議されて、積極的にご一緒に出てもらって、市、県全体のムードを盛り上げてくれないでしょうか。

そして、議会が非公務員型ということで大変結構だし、そのムードを盛り上げてくれるのではないかと思うのです。事務局の交渉を孤立させないよう、ぜひ院長にやっていただきたい。こんな大きな市ですから、マスコミをそういう面でネガティブに報道されない様にしてほしい。院長が市民に不安は与えない。不安を与えないために統廃合を急いでいると。建築もしかるべくやるんだという話をですね。

「勝った、負けた」ということではなく。院長の柔軟な姿勢を評価してここに来ている。皆さんだってそうだと思います。病院長が先頭に立ってPRに努めることが一番大事だという気がします。

あと、事務長が言っていた、1つの市の中に病院が3つあって1つだけ独法というのは具体的に進んでいます。来年4月1日からやるところがあります。備前市に備前市病院と吉永と日生という病院があって、病院会計ですが、1つの病院だけ真っ黒なので、来年4月1日以降、独立行政法人になる予定で、市長と院長が合意してくれたのです。ただ、残りの2つの病院も単独の独立行政法人に、追って追随してなるという噂は聞いています。先例がありますから。

総務省に聞いてみてください。進行状況を。

久道茂委員　宮城県も県立4病院のうちこども病院を来年4月に独法化します。けれども県立直営から独法化するのではなく、県立民営化していたこども病院を独法化するスタイルで移行型ですが、もちろんこれもいままでは病院会計で連結して決算をやっていますから非常にやりづらい形態でした。何しろ僕が管轄している職員と手の届かないほかの職員の収支決算を一緒にしているわけでして。黒字にしろといったって、そっちはそっちだと。それも困るんでね。それだけの理由ではなくていろいろな理由がありり変えましたけれども。

そのとき必ず議員から、たぶん山形県で出るのは、なぜ日本海病院だけやってほかの病院をやらないのか、その理由は何だと。赤字だからと。他のところも赤字じゃないかと。これはやはり整理する必要があります。

これから独法化した場合、ほんとうにこれがうまく運営されるか、中期目標と中期計画のたたき台を作る必要があります。ほとんど中期は4年ですから、この4年の資金計画、収支計画を作らなくてはいけません。

たとえば第一期の4年後には、再来年からやった場合、平成22年には経常収支が100億円になるとか。それを目標にした場合の収支計画と資金計画が大事で、これによっては県からどのくらいつぎ込まざるを得ないのか、酒田市からどのくらいつぎ込まなければならないかも納得いくように書いておかないと。

それがわからないで、法人化すればうまくいくかもしれませんでは、だれも納得しない。それを決めるのは、法人化された理事会が計画書を策定するのです、本当は。ですけれど理事会もありませんし、理事もいませんから、事務局の案としてはたたき台として、収支計画と資金計画この両方が必要です。それを作るのは大変ですけれど、作れないことはないので。そこまでやらないと納得してもらえませんね。

長隆委員長　8月中にですね、両院長と事務局長4人の会議で、大体の方向性が出たら、独立行政法人設立準備事務局を両方対等で作って、理事会が出来る前の設立準備中の方針として会議の発足を決められたらどうですか。今月中にでも。

それに合わせて、お互いに対等な立場で、過去を問わずに、両院長で話し合って、9月からは準備会、民間でいうなら設立準備委員会みたいなものを作られたらどうですか。合併準備委員会ということになるのでしょうね。

私のメモにも書きましたが知事と市長での合意書が必要なんです、基本計画の。それに至る前に久道委員のおっしゃるように院長以下4人の会議で基本協定書（案）を作る。この第一案でほぼ合意してもらえばよいのではと思い、これなら対等です。苦情がでるはずがないと思います。準備作業を直ちに始めると。これで乗ってこなければ対案を示してもらえばいいので。

こちらはもうこれだけのメンバーで対案を出している。公平だと思います。

久道茂委員　あともうひとつ大事なことで、退職引当金のことですが、両病院は退職引き当てしてないと思うのですが。

佐藤事務部長　しています。額はそんなに多くないですけど、毎年。

久道茂委員　対象はだれですか。全職員？

松本企画調整部長　医療職。

久道茂委員　医療職は全部している？退職したら、破産したら払える？

佐藤事務部長　全部は払えないです。そんなには多くはないのですけど。億単位での引き当てがあります。

久道茂委員　そうですか。県はしていないでしょ。

松本企画調整部長　一般会計からです。企業会計から払っていません。

久道茂委員　それは単年度、毎年じゃなく、実績でしょう。要するに退職する人が何名いたらその分は一般会計で出しますよということ、県の場合は。こっちは貯めて引き当てしている。

松本企画調整部長　今まで単年度赤字でしたので引き当てできなかったのです、13年度から黒字になって、その段階から引き当て始めています。

久道茂委員　今度は、まったく民間になるわけですから、事務の人も出向というものではなくて移るわけで、出向の形もありますが、引き当てなければならなくなるわけです。その引き当てを一度にしたらいっぺんで潰れますから、それをうまくやるよう段階的措置、たとえば新規採用者から、法人ができて最初の採用者からその人については全額引き当てするとか、それまでの職員については全部もってもらうわけにもいかないでしょうから、引き当てたお金を入れるとか、県立の方は別の方法で法人化された病院に引き当てをしてもらうとか。そういう考えをしないと、これは大変なんです。

そこも実は、もめるところですから、注意したほうがいい。あとは財産も承継しますが、借金も承継しますので、3条、4条全部借金背負いますから。民間の人に県と市の財産をあげるのですから、いってみれば。法務省で登記するのです、理事長に。あなたが理事長だったら、あなたに全部やるのですから県と市の財産を。財産だけを承継するのではなく、借金も承継するのですということをきちっと、はっきりさせておかなければ。

小山田惠委員　それをやったらまた潰れるから、この際なんとか新しい病院で出発するチャンスなのだから、いままでのやり方を何らかの形でなくすことの努力をすることが必要なので、全部引き受けますというのはだめです。

長隆委員長　会長から伺ったので、3省会議で僕はとにかく免除したらどうかと、繰損はもう免除するといっても国鉄ではないけれど、とにかくいったん免除して1日も早くゼロからスタートして、頑張るようにしたらどうかと言ったのですが、鼻でせせら笑われてしまいました。

栗谷義樹委員　不良債務に関しては、措置法がありましたよね、新しくできた。

小山田惠委員　いや、その努力は必要だし、しないとだめ。法律上は別だけど。

栗谷義樹委員　累損に関しては、払わなければいけないとは言えないですから。すごく甘くなるのだけれど。

久道茂委員　日本海病院の累積欠損は101億円ですか。

佐藤事務部長　公営企業年鑑に出てくるときには105億円です。

久道茂委員　100億円くらいですね。それから不良債務は33億円。

佐藤事務部長　そうです。流動資産と負債を引いた数字はその金額。

久道茂委員　日本海病院の不良債務のほとんどは他の4病院から借り入れたことに帳簿を作っているかっこうです。いってみれば、借金取りが来ないわけです、いや本当。累積101億円は、借金取りが来ないわけです。毎年数億の欠損を出していますけれど、それは払っているわけです。払っているというよりも減価償却で内部留保資金としてやっていたのだけれど、そのうちだめになって、ほかの病院から廻したのがほぼ33億円。そういうことでしょう。これは負債なのですが、それは県のほうでなんとかできる話です。というのは地方公営企業法上は全適した病院の場合は、1つの病院単独で見る必要はなくて、全体で見る原則なのです。

ですから県の腹さえ決まればほかの病院から33億円貸していたのを「ちゃら」にすることができるのです。

佐藤事務部長　独法化された場合は33億円はどうなるのかと思うのです。

久道茂委員　これは、県の判断でできるはずです。議会の承認が必要かも知れません。そうすると101億円の累積欠損は待っていても借金取りが来るわけでなく、これからも来ないわけです。それで来ないのだから内部的に処理している。ここで資本剰余金というのがあって、資本剰余金の合計で52億円になっている。これが全部取り崩しできるわけでなく、たぶん負担金のところの何割か、8割かそこらしかできないと思うんです。

だからこの中身が必要になってくる、37億円の。ただ負担金と書いてあるのですが、取り崩しができる。取り崩しというのは地方公営企業法施行令第24条の3第2項の規定、議会の議決を得て行うことが出来る資本剰余金の処理です。他会計負担（補助金）の一部を取り崩すことができる。取り崩すことができると俗っぽい言葉で法律に書いてありますが。取り崩すことができるものとできないものがあるので、それを仕分けして精査したほうがいいと思います。

ただ「行き当たりばったり」にやったりすると総務省からクレームが来ますので、こういう合併とか、新しい組織、運営形態に変える時、そういうのは立派な理由ですから、そういうときは取り崩しは可能です。きまぐれに赤字が増えたからここで取り崩そうというのは総務省からお目玉がくると思いますが、たとえば2〜3年黒字基調で単年度も黒字になったとか、それに関わらず20年来の累積欠損が100億円以上もたまっていて、職員の士気にかかわるということで、そういうときには取り崩しをして累積欠損を書類上から減らすことは理由になりますね。ただ、黒字経営もしないで、赤字をずっとやりっぱなしでそろそろしようというのはおそらく総務省はきちっとみてこれはまずいよと言う可能性があります。

いずれ、総務省に指導を仰いで、こういうときにやれるかとチェックしたほうがいい。そうすると、県の腹だけで30何億円をチャラにできる可能性がある、この50何億円のうちの資本剰余金30数億円をチャラに、ではなくて取り崩し、ということをすると、累積欠損の100億円を減らす、相当部分を減少できます。使えるのです、法律上。

松本企画調整部長　厳密に解釈すれば、その事業がなくなるときに精算のために使うのが建前なので、合併だとかそういう時でないとなかなか使い切れない。

久道茂委員　あと、黒字になったときとか、使えますよ。

長隆委員長　繰損というのはほとんど減価償却費の塊なのだから、民間の場合は借金をして病院を作るが、こちらの場合は借金じゃなくて作るから減価償却費そのものの意味があるのか無いのかと時々思うんです。

松本企画調整部長　たぶん県で病院会計のことをいう場合に、減価償却費引き当て前の収支というのをさかんに言うわけです。結局、民間と違って、いざ建てるというときは一般会計からつぎ込んでやるから、病院会計上の収支の部分については触れなくていいと。問題は減価償却というのは帳簿上の処理で現金が動かないわけで、そういうことをさかんに言うわけです。

長隆委員長　地方公営企業法を否定できない。減価償却にみあう資金（案）はためておかなければならない。現金でなくてもいいんですが。公営企業は、効率経営でやってくださいという法の建前からいけば、それだけの資産を30年間で溜めなければならない。次は、税金のお世話にできるだけならないでやってほしいということだと思います。

ところで独法化する場合、過大な負債を引き継いで返済できないようであれば無理だと思います。10年とか15年とかで返済できる程度の負債しか引き継げないと思うんです。独立行政法人準備委員会ではそのへんもきちんと試算して、住民に公開するということでしょう。いままではこういうざまだった。

これはこうなると使用前、使用後を作って公開すればなるほど、医療の質が落ちないのは院長が言うとおりだと。県も市も同時に発表する。共同でマスコミの取材を受けて下さい。仲良くやるのだから共同で取材に応じようと。そうしないと、面白おかしく書かれてしまう。両院長で合同で記者会見を受ける。

人の不幸は幸せだから、揉めたほうがいいというのがあるから、うまくいっているのは面白い記事にならない。何か揉め事がないかと、揉め事が無いのに古い話を持ち出して、ごたごたがあるように書かれる。

小山田恵委員　ひとつお伺いしたいのは、市町村合併によって二つありますけど、このほかに、そちらのほうの関係と、その病院はどのような形に今後なっていくのですか。

栗谷義樹委員　それは調整困難項目です。

長隆委員長　合併したのでしたっけ。

佐藤事務部長　まだ、11月1日です。

松本企画調整部長　でも、総務大臣告示が終わりましたので。

長隆委員長　合併協議会は先送りという協議ですか。触れない？

栗谷義樹委員　触れない。

佐藤事務部長　市立病院として、こちらは市立酒田病院、むこうは市立八幡病院ということでスタートしましょう。

栗谷義樹委員　決まったことは連結決算にしないということだけです。

長隆委員長　それはどこに書いてあるんですか。

栗谷義樹委員　事務折衝の議事録にあります。

長隆委員長　ちょっとあとで見せて。

小山田恵委員　それは、それでいいので、向こうは向こうでやっていけるのですか。もしそうであれば、こちらだけ単独でいくよという案がありますね、そのときに。単独でいくのではなく、そちらのほうも抱え込んでいくという新しい方式の検討とか、こちらで単独でいく場合どのような形にするかを決めなければならない。

佐藤事務部長　実際はそうなるのではないかなと考えています。

小山田恵委員　第三案の独自のところにでも4項目あたりに入れておけばいいですよ。

栗谷義樹委員　それは、おっしゃるとおりで。そうなんですね。

小山田恵委員　それはなんという病院ですか。

佐藤事務部長　八幡病院です。

小山田恵委員　あとは。もうひとつは？

佐藤事務部長　病院はここだけ。あと診療所が3つ。

松本企画調整部長　あれは会計が別で。

小山田恵委員　会計は別でもいいんです。ここだけでやるというときはこれを全部ひっくるめてやることを検討する。

長隆委員長　それは当然でしょう。６０床？

佐藤事務部長　今年度から４６床。

長隆委員長　（病床）返上した？

佐藤事務部長　ずっと休んでいました。休床していました。届出は４６床。

長隆委員長　酒田病院とは何キロ離れているのですか？

松本企画調整部長　１０キロくらい。

長隆委員長　こういう時は、病院の数はいっぱいあったほうがいいと思います。ひとつの病院だけだと人事異動に結構苦労します。

佐藤事務部長　そうしますと表現は独法化で非公務員型が望ましいということで。一部事務組合もはずしましょうか。

栗谷義樹委員　来年の県予算がはっきりするのは年が明けて1月中ごろですが、そのときに繰り入れの減額幅によっては少し動きが出る可能性もあります。

長隆委員長　一部事務組合について、いくつかご相談にのっています。1市6町でやっている館林厚生病院は今度ご案内する予定ですが、なかなか意思の統一が難しい、対等のために。ですから、事務組合はたしかに仕組みとしては、組合対策上は簡単なのでしょうが、経営の面から見ると、だれが責任をもつか、主たる市が管理者を持つのでしょう。本庁主導型で独立採算的な経営ができるようでできない。経営は、館林などはできれば全適ないしは独立行政法人、市長は指定管理者にしたいと考えているようです。赤字体質は消えない、お医者さんは来ない、産婦人科は全部いなくなった。医師が来てもらえる、努力するものが報われる体質にしたい。PFIはやめたそうです。会長のお話を聞いてPFIはやめたと。200億円で建て直す予定だったのですが、修繕でやっていく。

佐藤事務部長　その辺のメリットとデメリットを。

長隆委員長　一応、議会にはいろいろ出さなければならないと思います。

佐藤事務部長　いろいろ出していただければ。

長隆委員長　三次救急を、統合したら目指すということは非常に大事ではないかと、澤アドバイザーも今アメリカに行っていますが、昨日電話があって再度言っていました。新型救命救急ではなく三次救急をやるべきですと。本答申に入れたいし、市民にとっては医療の質やサービスが大切なので、そのことに挑戦できるのか、できないのか、統合してお医者さんが集約すればできるのか、できないのか。ドクターヘリもぜひ視野に入れてやってほしい。東北地方には一カ所もないそうです。厚労省の指導課にお聞きしたら、是非という話もしていました。ごたごたの解決と一緒に一気にできる方向にいけば素晴らしいですね。

小山田惠委員　委員長にお伺いしたいのですが、3つの案がありますが、われわれは検討して出しました。選択はわれわれではないのですが、3つの案のうちもっとも望ましい形は第一案ですと言ってはいけないですか。

長隆委員長　いいのではないですか。賛成です。
小山田恵委員　ただ、ばーと出すだけではなく。
久道茂委員　いいですね、そのほうが。
長隆委員長　事務方が嫌がっているんじゃない？
佐藤事務部長　そんなことはないですが。
長隆委員長　みんな命がけでやっているんです。事務方がしっかりしなくては。殺されてもいいと言った人がいましたが、そこまでは言いません。会長は全国で、苦労されています。組合とも、公開の場でじゃんじゃん論議をしたほうがいいと思います。
栗谷義樹委員　うちのほうは大丈夫だよね。
松本企画調整部長　病院は大丈夫です。
小山田恵委員　これで結構なのですが。今委員長が言われたようなことですけど、今まで悪いところばかりを言ってきましたが、こうすれば医療の質も良くなるということをちゃんと入れておかないと、建物と金ばかりかということになる。救急はしっかりやるとか、機能分担でこうやると、将来は良くなると住民にとってメリットを出しておくことが必要です。
佐藤事務部長　医療シス研からはそういった形をぜひいろいろ提示していただければ。
もうひとつお聞きしたいのは、長先生から最近の厚労省の例の医療法人制度改革の考え方をいただきまして、特にこの中の20ページですか、都道府県の役割について、「県は極力、直接的な医療サービスから撤退するように」と。

小山田惠委員　それは誰かが書いたのです。一回も審議会に出てこないし、そのことについてはしっかりしなければならないのですが、説明員も来ているのです。そのときも一字一句もない、審議会の説明にもない、中間報告にも載ってない、それが出てきているのです。

長隆委員長　突然出ていますよね。会長ご存知なのかと思っていました。

小山田惠委員　いや出てから知りました。僕も叱られた、こんなこと言っているのかと。

長隆委員長　たしかに全国の県立は繰損が極めて大きい。言われてもいいのかなという気もします。

小山田惠委員　私はこの委員会に出ているので、会長こんなこと言われて黙っているのか、明確に答えろと言われているけれど、何かの機会にそういうことではないと言います。

佐藤事務部長　論理的な背景になるのかなと思っていたのですが。

栗谷義樹委員　救急､医療体制の話をしたときは､庄内支庁の健康福祉部長がこの情報を持っておられました。

長隆委員長　使ってもいいのではないのですか。訂正されたらその時、補正発表して。

栗谷義樹委員　財政諮問会議でそういう議論があったのではないですか?

小山田惠委員　私が出ている会ではないのですが、よそで出たのかもしれない。医療法人制度のところで、そのときに私が部会で聞かれたのは、どんな医療法人制度であっても非営利性と公共性があれば、しっかり担保されるのであれば、私はそれに対してイエスとかノーをいえる立場ではない。公設民営もあるのだから。
栗谷義樹委員　厚労省のお役人が独断でこの部分を記載するとは思えない。
長隆委員長　よく書いたなあと、誰がおっしゃったのかと思っていたのです。
栗谷義樹委員　医政局とか、そういうところですよね。
長隆委員長　確かに、全国的に県は経営的数値が悪いですね。その辺は県も反省しなければいけない。特に大阪府を筆頭に、高知県なども。反省しなければいけない点はある。そのことが医政局の幹部にあるから、言った可能性ありますね。
久道茂委員　いま誰でしたか?
小山田惠委員　岩生さん。
長隆委員長　非常にリーダーシップのある人。県は直接、医療機能から撤退せよと。まあ、したほうがいいところも確かにある。
佐藤事務部長　8月11日の病院新聞にも出ていましたから、ああこれだと思って読んでいたのです。

長隆委員長　会長のストップも間に合わなかったのですね。こんなに長文の報告書のごく一部にまさかこんな大胆なことを書いてあると思わない。

栗谷義樹委員　確か2カ所に出ていませんでしたか、この文面。

長隆委員長　雑談程度には言ってもいいのではないですか。消えるらしいけれど。

栗谷義樹委員　消えるのですね？

長隆委員長　もう全国かなり染み渡っていますから。ああ、これ日本海のこと言っているのだなと。瞬間的にそう思ったのです。

大阪府立病院の独法公務員型では全く努力の跡が見えないです。東京三菱銀行から直接お金を借りるとか、運転資金程度なのでしょうけれど、システムはどこにとか。外注は伊藤忠だとか、まあやったふりをしている。

そのシステムのコンサルタント契約を見ると、その問題は外しているのです。ようはやらないと、それに5千万円も1億円もコンサルタント料を払っているという相当重症な状況にある。だからそれは厚労省の元気のいい医政局長がどうしても言いたかったのではないか。補助金はいっぱい持っていくは、何とかはなにとか。大体そんなところでよろしいでしょうか。

一応これで終わりということにさせてください。委員の皆様には遠路ご出席していただき本当にありがとうございました。では、これで終わります。

３時３０分　終了

日本海総合病院の統合前と現在の収益・費用の構造変化

この6年間で病床数(528→646)1.2倍で営業収益1.9倍

	【日本海総合病院比較】			
	平成19年度(528床)	平成25年度(646床)	増減	増加率
＊収益費用比較	【単位:百万円】			
営業収益	8,620	16,827	8,207	195.2%
入院収益	6,373	11,464	5,091	179.9%
外来収益	1,963	4,206	2,243	214.3%
営業費用	9,399	15,929	6,530	169.5%
給与費	5,130	7,091	1,961	138.2%
材料費	2,431	4,078	1,647	167.7%
経費	1,396	2,448	1,052	175.4%
減価償却費	332	1,308	976	394.0%
営業利益(損失)	△779	898	1,677	
経常利益(損失)	△256	1,123	1,379	
当期純利益(損失)	△263	925	1,188	

（参考）日本海総合病院（急性期）の経常収支の改善の推移

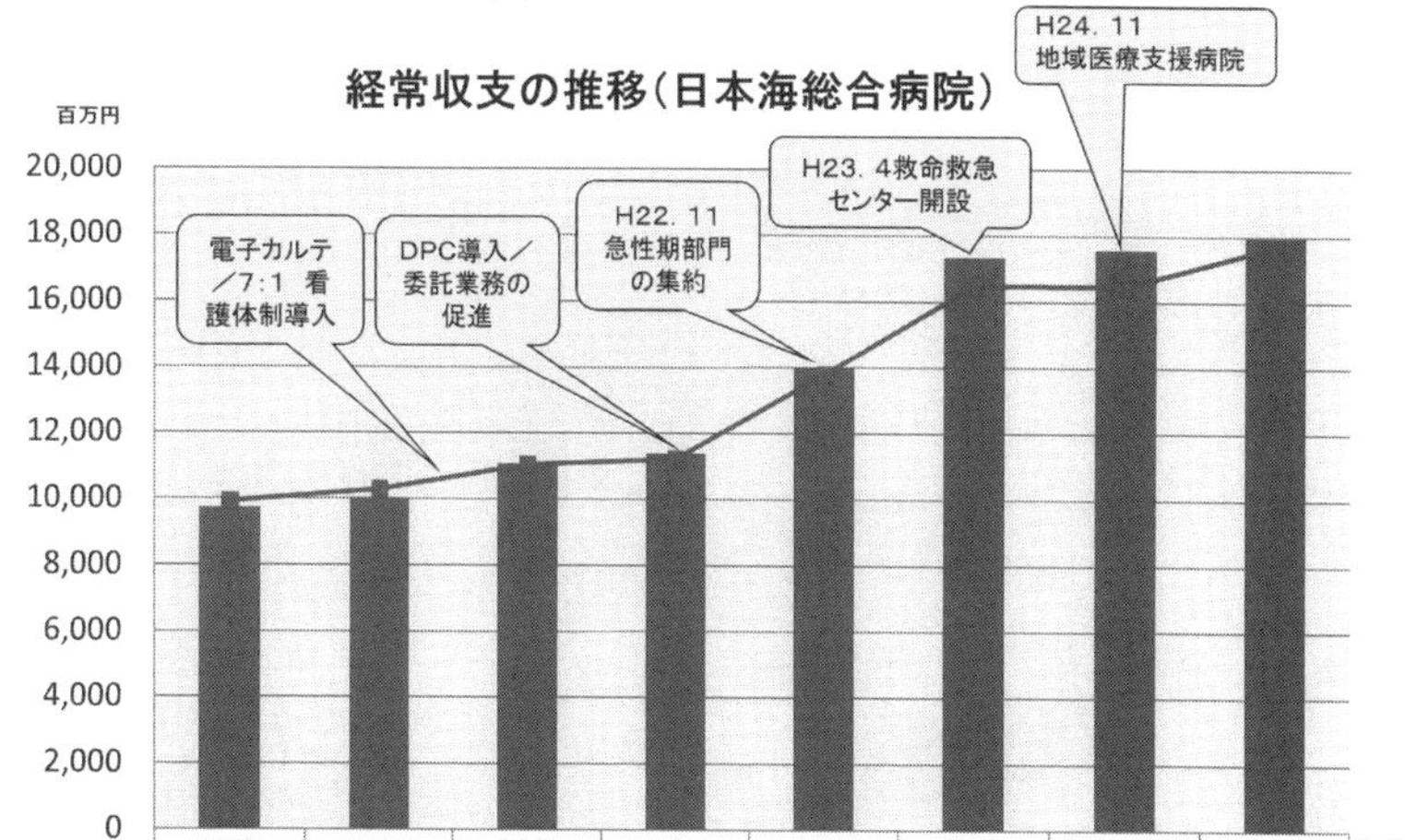

	H18	H19	H20	H21	H22	H23	H24	H25
経常収益	9,729	10,025	11,071	11,386	13,987	17,341	17,569	17,961
経常費用	9,922	10,282	11,038	11,209	13,766	16,488	16,466	17,689

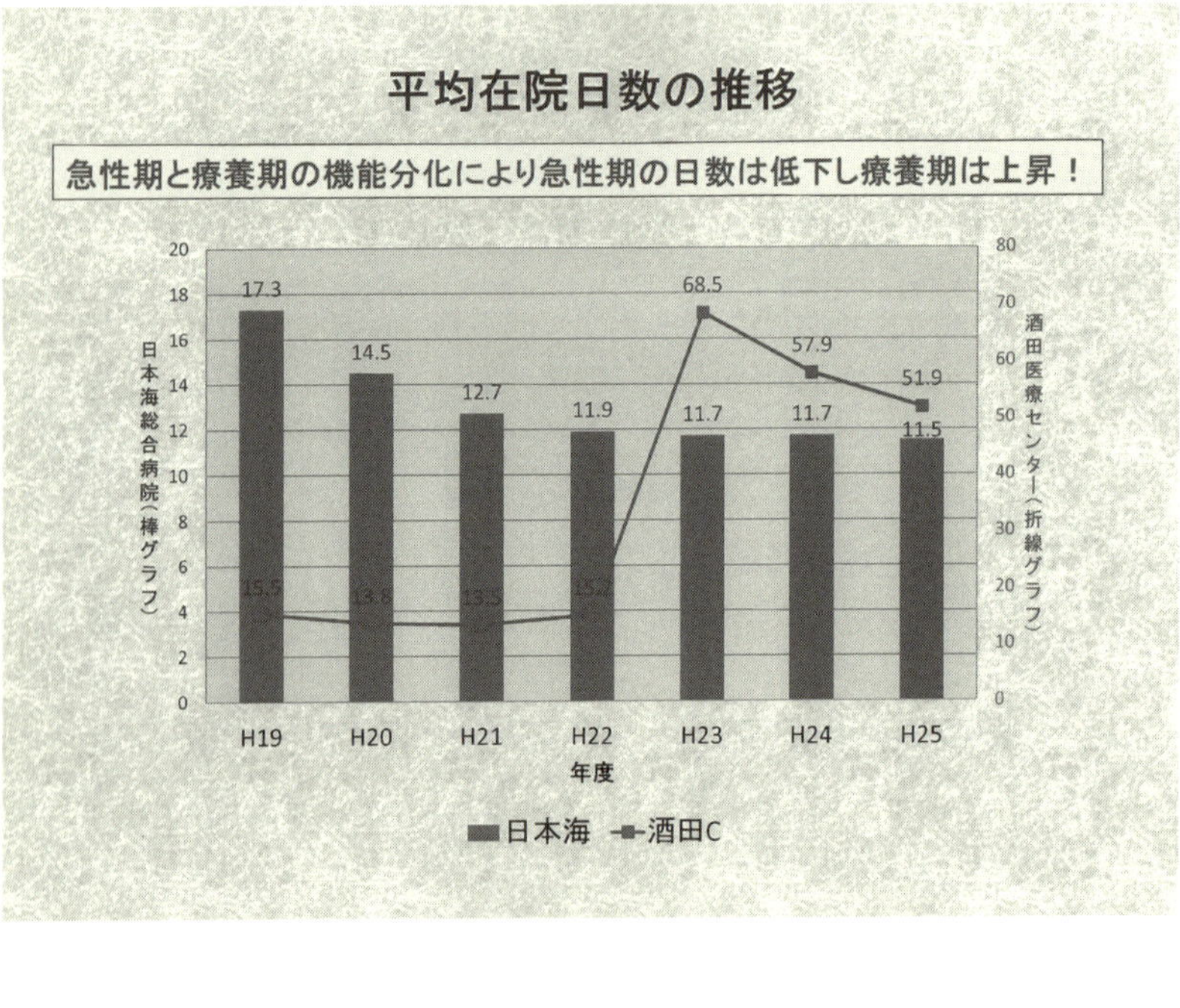

平均在院日数の推移
急性期と療養期の機能分化により急性期の日数は低下し療養期は上昇！
日本海総合病院（棒グラフ）
酒田医療センター（折線グラフ）
17.3
14.5
12.7
11.9
11.7
11.7
11.5
15.5
13.6
13.5
15.2
68.5
57.9
51.9
H19
H20
H21
H22
H23
H24
H25
年度
日本海
酒田C

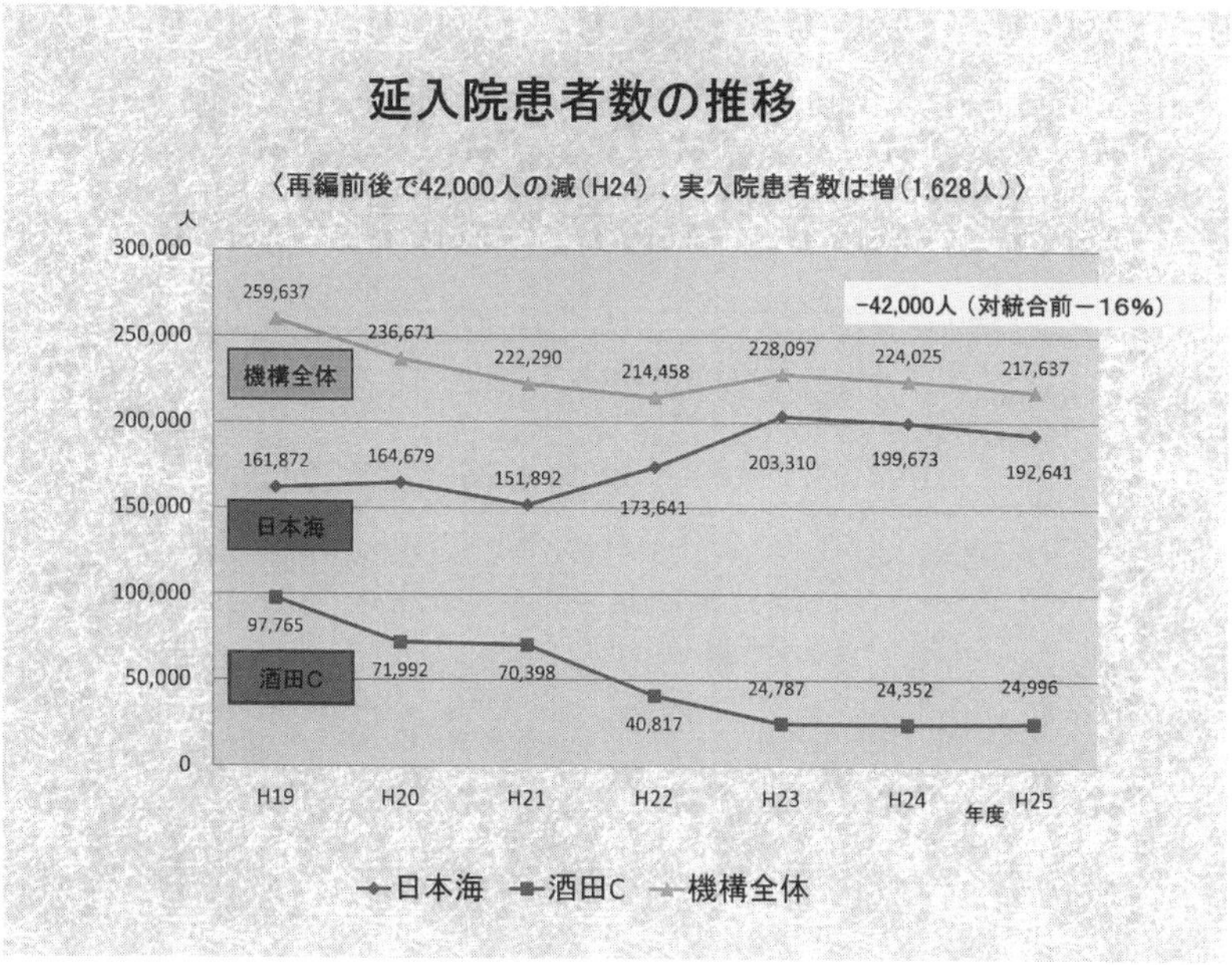
延入院患者数の推移
〈再編前後で42,000人の減（H24）、実入院患者数は増（1,628人）〉
人
300,000
250,000
200,000
150,000
100,000
50,000
0
−42,000人（対統合前−16%）
機構全体
日本海
酒田C
259,637
236,671
222,290
214,458
228,097
224,025
217,637
161,872
164,679
151,892
173,641
203,310
199,673
192,641
97,765
71,992
70,398
40,817
24,787
24,352
24,996
H19
H20
H21
H22
H23
H24
H25
年度
日本海 酒田C 機構全体

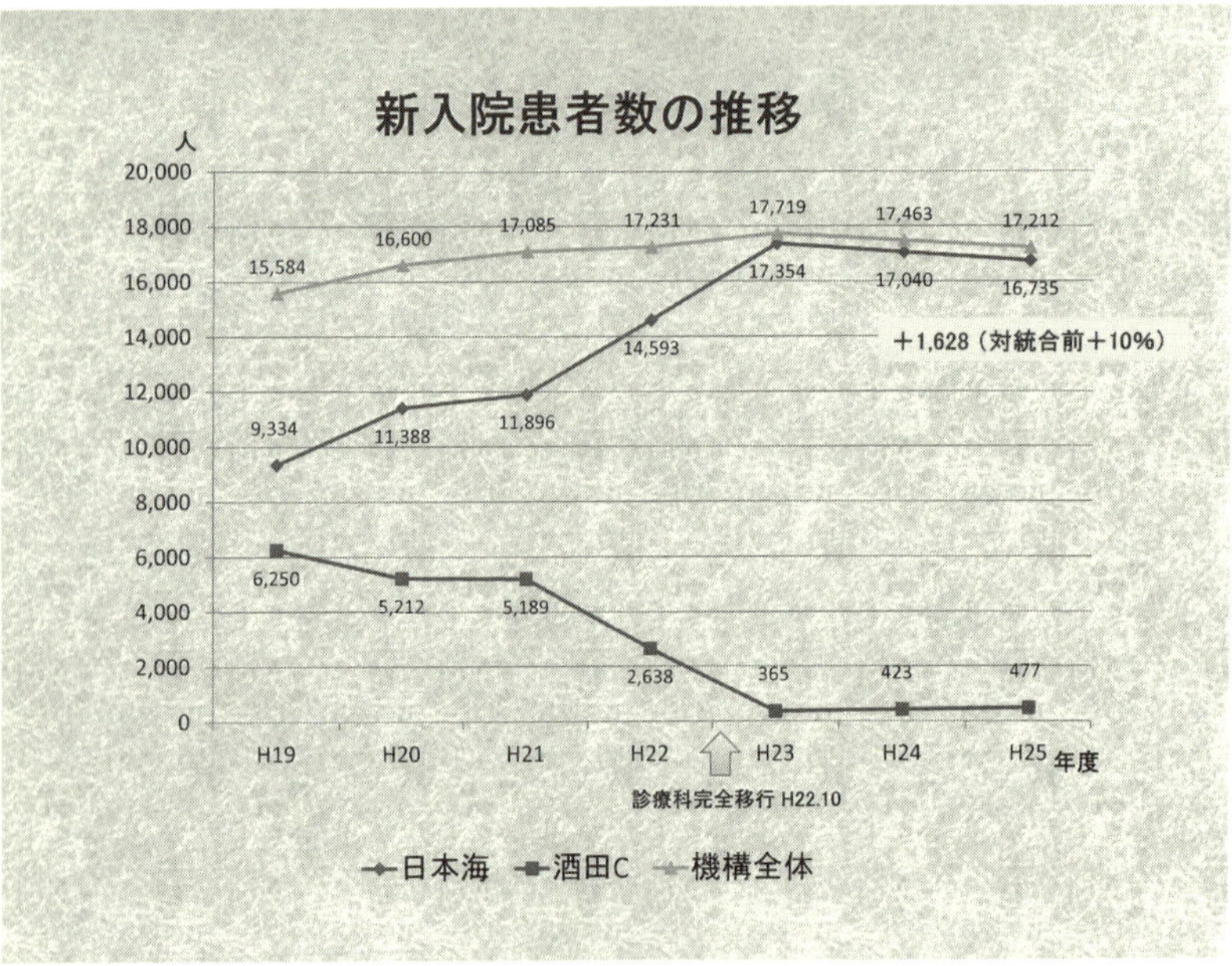
新入院患者数の推移
人
20,000
18,000
16,000
14,000
12,000
10,000
8,000
6,000
4,000
2,000
0
15,584
16,600
17,085
17,231
17,719
17,463
17,212
17,354
17,040
16,735
＋1,628（対統合前＋10%）
14,593
9,334
11,388
11,896
6,250
5,212
5,189
2,638
365
423
477
H19
H20
H21
H22
H23
H24
H25
年度
診療科完全移行 H22.10
日本海
酒田C
機構全体

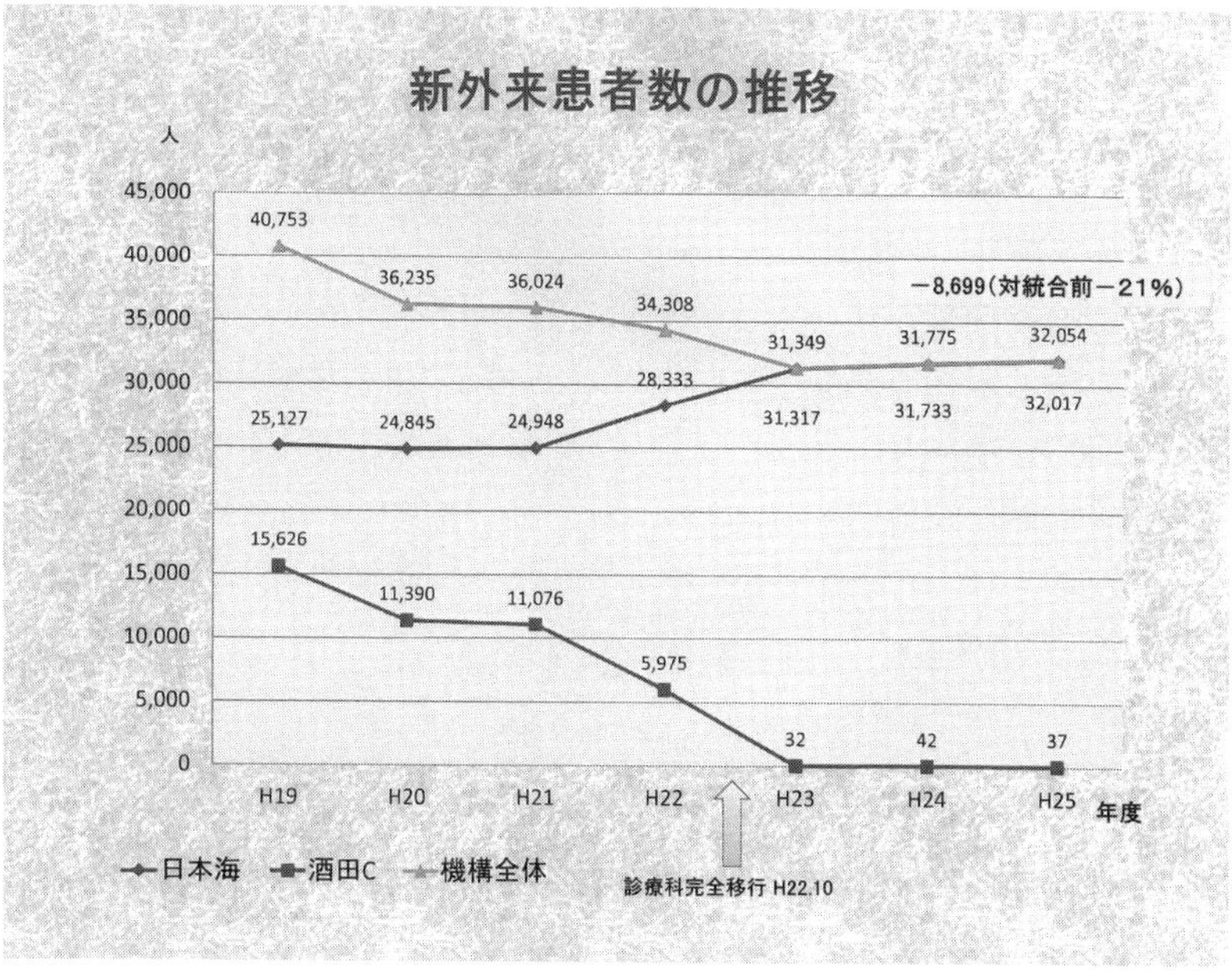

新外来患者数の推移
人
45,000
40,000
35,000
30,000
25,000
20,000
15,000
10,000
5,000
0
40,753
36,235
36,024
34,308
31,349
31,775
32,054
−8,699（対統合前−21%）
25,127
24,845
24,948
28,333
31,317
31,733
32,017
15,626
11,390
11,076
5,975
32
42
37
H19
H20
H21
H22
H23
H24
H25
年度
日本海
酒田C
機構全体
診療科完全移行 H22.10

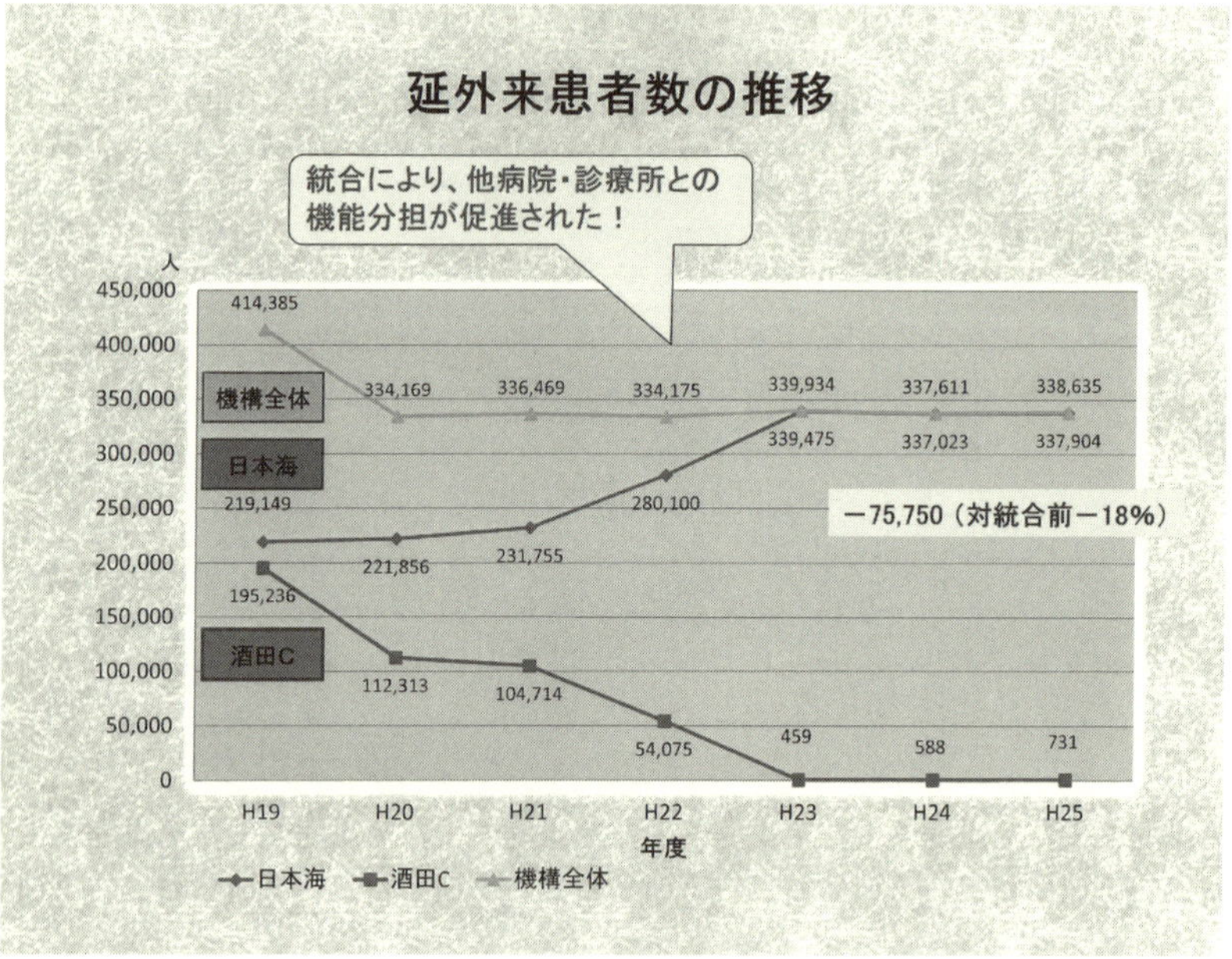
延外来患者数の推移
統合により、他病院・診療所との
機能分担が促進された！
人
450,000
400,000
350,000
300,000
250,000
200,000
150,000
100,000
50,000
0
414,385
334,169
336,469
334,175
339,934
337,611
338,635
機構全体
日本海
339,475
337,023
337,904
219,149
280,100
－75,750（対統合前－18%）
221,856
231,755
195,236
酒田C
112,313
104,714
54,075
459
588
731
H19
H20
H21
H22
H23
H24
H25
年度
日本海
酒田C
機構全体

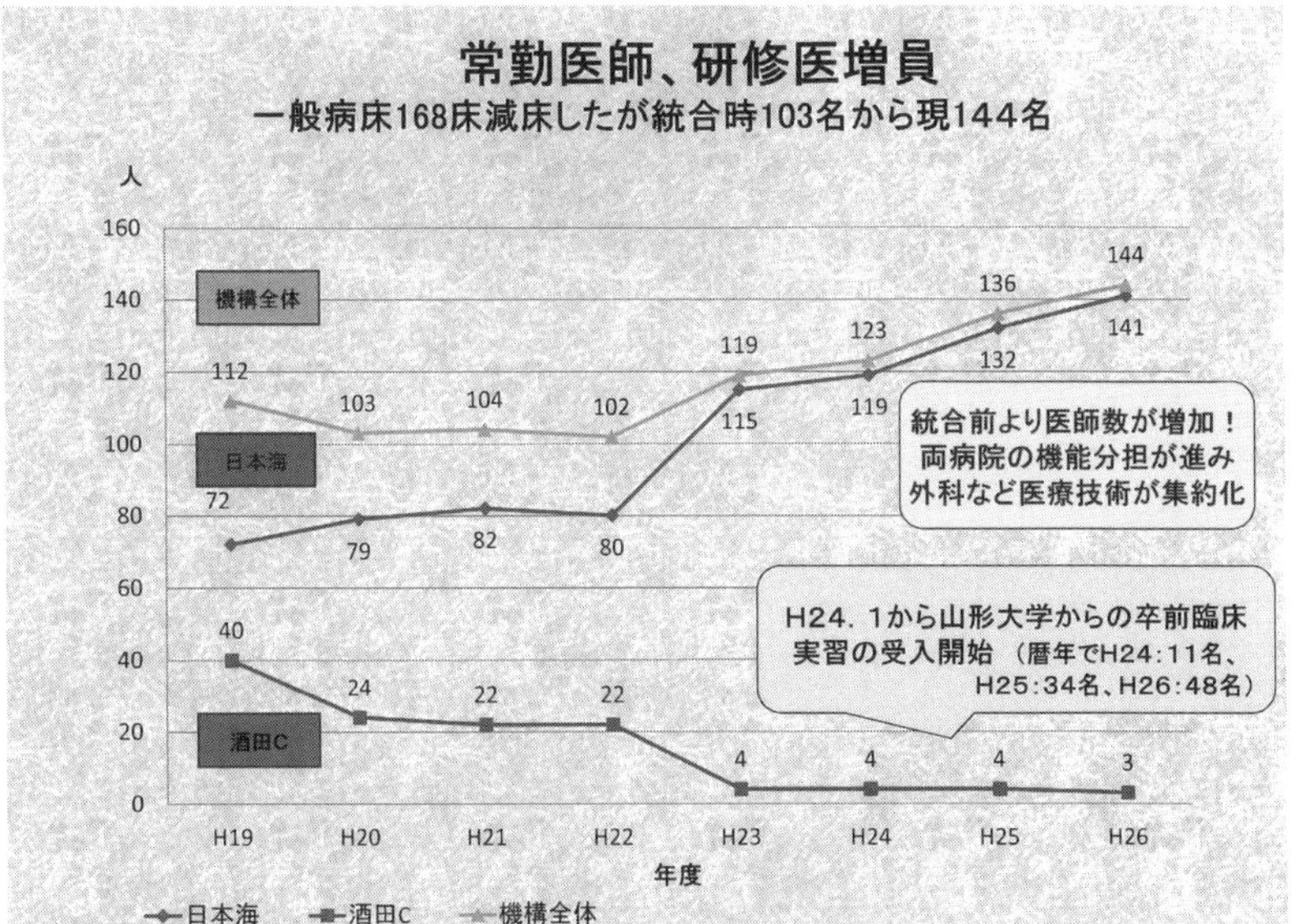
常勤医師、研修医増員
一般病床168床減床したが統合時103名から現144名
人
160
140
120
100
80
60
40
20
0
機構全体
日本海
酒田C
112
103
104
102
119
123
136
144
72
79
82
80
115
119
132
141
40
24
22
22
4
4
4
3
統合前より医師数が増加！
両病院の機能分担が進み
外科など医療技術が集約化
H24．1から山形大学からの卒前臨床
実習の受入開始（暦年でH24:11名、
H25:34名、H26:48名）
H19
H20
H21
H22
H23
H24
H25
H26
年度
日本海
酒田C
機構全体

H19～23年度日本海総合病院財務指標比較（%）

	H19（旧）	H23（新）	比較	ガイドライン
病床数	528	646	121	95.0
営業収支比率	91.7	107.0	15.3	100.0
経常収支比率	97.5	109.2	11.7	100以上
入院単価	39.373	55.052（円）	15.679	
外来単価	8.957	11.165（円）	2.208	
人件費率	59.5	45.0	△14.5	52.0
材料費率	28.2	24.0	△4.2	28.0
経費率	16.2	15.2	△1.0	17.3
不良債務	25億	0	△25億	0
減価償却費	3.37（百万円）	13.57（百万円）	10.20（百万円）	
病床利用率	85.4（%）	86.0（%）	0.6	80
病床回転率	176.3（%）	260.7（%）	84.4	
平均在院日数	17.3（日）	11.7（日）	△5.6	

中期計画：全国全自病500超以上の黒字病院を目標　（旧会計での比較）

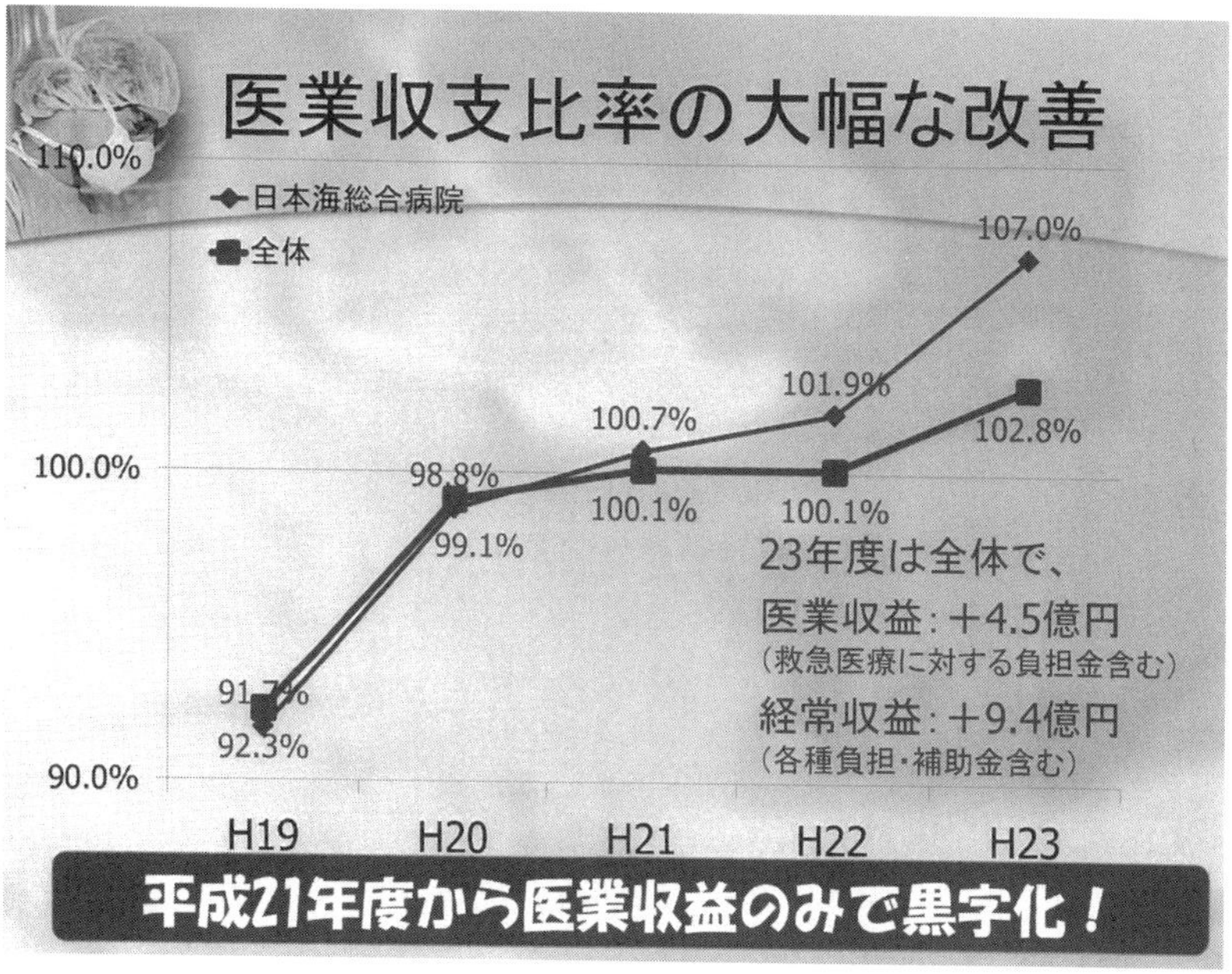

医業収支比率の大幅な改善
110.0%
日本海総合病院
全体
107.0%
101.9%
100.7%
102.8%
100.0%
98.8%
100.1%
100.1%
99.1%
23年度は全体で、
医業収益：＋4.5億円
（救急医療に対する負担金含む）
91.7%
92.3%
経常収益：＋9.4億円
（各種負担・補助金含む）
90.0%
H19
H20
H21
H22
H23
平成21年度から医業収益のみで黒字化！

公立病院改革のさきがけ
日本海総合病院の挑戦

2015年6月12日　第1版第1刷発行

著　者　『財界』編集部

発行者　村田博文
発行所　株式会社財界研究所
[住所] 〒100-0014　東京都千代田区永田町2-14-3東急不動産赤坂ビル11階
[電話] 03-3581-6771
[ファックス] 03-3581-6777
[URL] http://www.zaikai.jp/

取材・文責　畑山崇浩（『財界』編集部）
デザイン　安居大輔（Dデザイン）

印刷・製本　図書印刷株式会社

ISBN 978-4-87932-106-0
定価はカバーに印刷してあります。